高血压

吃好

一天三顿饭

李宁 | 编著

中国轻工业出版社

图书在版编目（CIP）数据

高血压吃好一天三顿饭 / 李宁编著 . —北京：中
国轻工业出版社，2023.1

ISBN 978-7-5184-4145-7

I.①高… Ⅱ.①李… Ⅲ.①高血压—食物疗法
Ⅳ.①R247.1

中国版本图书馆 CIP 数据核字（2022）第 176530 号

责任编辑：何　花
策划编辑：翟　燕　付　佳　　责任终审：高惠京　　封面设计：伍毓泉
版式设计：悦然生活　　　　　责任校对：宋绿叶　　责任监印：张京华

出版发行：中国轻工业出版社（北京东长安街 6 号，邮编：100740）
印　　　刷：北京博海升彩色印刷有限公司
经　　　销：各地新华书店
版　　　次：2023 年 1 月第 1 版第 1 次印刷
开　　　本：710×1000　1/16　印张：12
字　　　数：200 千字
书　　　号：ISBN 978-7-5184-4145-7　定价：49.80 元
邮购电话：010-65241695
发行电话：010-85119835　传真：85113293
网　　　址：http://www.chlip.com.cn
Email：club@chlip.com.cn
如发现图书残缺请与我社邮购联系调换
220257S2X101ZBW

前 言

目前，中国的高血压患病率持续上升，据中国高血压年会调研数据显示，中国高血压患者已超过 2.7 亿人。对于数量庞大的高血压患者来说，日常的饮食调理很重要：吃对了，就有利于血压平稳，少去医院；吃不对，血压就容易来回波动，甚至飙升，给个人和公共卫生机构都增加负担。那到底该如何吃、吃什么，才能既防止血压升高，又能满足日常需求，享受惬意的生活呢？

不少高血压患者在打理一日三餐时，常常有这样的困惑：高血压饮食要限盐，是不是盐吃得越少越好？提倡低脂饮食，是不是就应该完全吃素？粗粮有助于降血压，只吃粗粮不吃细粮行吗？要求慎食动物油，那植物油就可以随便吃吗？……

本书结合《中国居民膳食指南（2022）》饮食原则，告诉读者平稳控血压的饮食方法，教读者做花样繁多的降血压特效食谱，帮助高血压患者明白一日三餐吃什么、怎样保持血压不波动。书中详细介绍了如何确定自身需要的热量，怎样合理搭配三餐，并精心拟制了一周七日、一日三餐的健康食谱，有详细做法、配图和降压说明，简单易懂、轻松易学，让高血压患者不再为一日三餐怎么吃而发愁。

得了高血压完全不必有心理负担，除了遵医嘱合理用药外，饮食控压也很重要。按照书中的方法做，吃好一天三顿饭，平稳降血压就不是一件可望而不可即的事情。

粉碎降压谣言，
做个餐桌明白人

谣言 1

五谷杂粮对降压有帮助，可以完全代替细粮

辟谣：

　　五谷杂粮虽好，但只吃粗粮不吃一点儿细粮并不好。营养学会建议普通成年人每日粗杂粮摄入量占总谷类的 1/4~1/2 之间。对于高血压人群来说，每天摄入的全谷物和粗粮杂豆比例可稍高一些。过量摄入粗杂粮可能会引起胃肠道不适，也可能影响矿物质吸收。因此，日常饮食中要注意粗细搭配食用，这样才能使粗细粮中的营养成分互补，以满足身体需要。

谣言 2

不咸的食物可以多吃

辟谣：

　　高血压患者应少吃盐，所以很多患者都注意少吃咸的食物，但高血压其实控制的不只是盐，而是食物中的钠。食物中的味精和小苏打都是含大量钠的物质，它们的味道并不怎么咸，但摄入过多时也会影响血压。所以高血压患者在选择食物的时候应注意查看食物成分表。

谣言 3

长期吃素 低脂饮食就是要

辟谣：

长期吃素，一味远离动物性食物，其实对健康不利。长期吃素易使体内的碳水化合物、蛋白质、脂肪比例失衡，造成消化不良、记忆力下降、免疫力降低、内分泌和代谢功能紊乱，并导致营养不良和贫血。高血压患者应建立正确的膳食观，在限盐的前提下做到饮食均衡，每天摄入一定的谷物、水果、蔬菜和动物性食物等，可以根据"中国居民平衡膳食宝塔（2022）"来规划自己的一日三餐。

辟谣：

很多高血压患者都知道要减少脂肪摄入、少吃动物油，却不控制植物油的摄入。这种认识是错误的。摄入过多植物油，热量自然超标，对控制体重不利。对于高血压患者来说，每人每天烹饪油用量应该控制在 15~25 克。

谣言 4

植物油多吃没关系

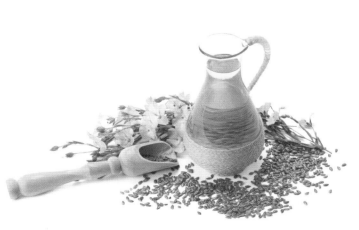

谣言 5 高血压患者不能吃蛋黄

辟谣:

由于蛋黄富含胆固醇,很多高血压患者都不敢吃蛋黄。高血压患者到底能不能吃蛋黄要根据病情而定,如不并发高胆固醇血症,每天 1 个全蛋是合理的。如并发高胆固醇血症或有动脉粥样硬化时,则应加以限制,每周吃 3~4 个全蛋是可以的。

谣言 6 高血压患者不能吃发酵面食

辟谣:

有人认为制作发酵面食,如馒头等主食时,常会添加食用碱,这在无形中会增加钠的摄入量,因此认为高血压患者不宜食用发酵面食。这种认识是片面的。在制作发酵面食时用酵母,则无需使用食用碱中和,所以含钠量不高,高血压患者是可以食用的。

谣言 7 可以用果汁替代水果

辟谣:

水果是膳食纤维、钾、磷、维生素 C、芳香物的主要来源,适量摄入水果对控制血压有益。吃水果的健康意义之一,是为人体提供膳食纤维和维生素 C,只喝果汁,摄入膳食纤维过少,不利于肠道健康。果汁最好自己打制(不去渣)。市面上销售的果汁通常糖分过量,营养欠缺,且不利于控血压、控体重。

谣言 8

多喝葡萄酒能缓解高血压

辟谣：

有的人认为高血压患者可以多喝葡萄酒，因为葡萄酒里含有白藜芦醇，可以防治血管老化。但目前的研究显示，白藜芦醇是否可以为高血压带来益处尚存在争议，而酒精对于健康的不利影响则是十分明确的。所以高血压患者对任何来源的酒精的摄入都应该严格限制。葡萄酒也不是喝得越多越好。

谣言 9

绿茶能降压，多多益善

辟谣：

医学研究发现，绿茶中含有黄酮醇类抗氧化物质，有降压作用，平时适量饮用有助于控血压。但这并不意味着喝绿茶多多益善。高血压患者饮茶必须适量，而且忌饮浓茶，因为浓茶中的茶碱可能引起大脑兴奋、失眠、心悸等不适。此外，吃降压药不宜用茶水送服，以免降低药效。

谣言 10

药物伤肝肾，通过食物降压可以不吃药

辟谣：

血压高才是伤肝肾的元凶，对肾的伤害尤其厉害。长期高血压可引起肾动脉硬化，导致高血压肾病，严重者会造成尿毒症。所以服用降压药是为了保护肾脏，减少并发症，把高血压的危害降到最低。不少食物虽然含有调节血压的物质，但只能作为辅助手段，并不能取代降压药的作用。

目 录

PART 1 高血压一日三餐怎么吃

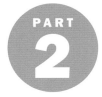

一周制定带量三餐方案，稳步控血压

PART 3 选对三餐食物，营养均衡、血压不蹿高

PART 4 高血压并发症 一日三餐营养方案

高血压
一日三餐怎么吃

不用忍饥挨饿，学会安排三餐

早餐要"全"，避免晨峰高血压

早餐是一天中最重要的一餐，对高血压人群来说更是如此。有研究发现，每天规律吃早餐者，高血压风险下降16%。早晨，人的血压较高，尤其是晨峰高血压患者血栓形成的危险性相对增加。坚持合理化的早餐搭配，不仅能均衡营养，还能预防晨峰高血压的发生。

早餐多样化，耐饥又营养

一顿营养丰富的早餐应该包括主食（提供碳水化合物），肉类、鸡蛋、牛奶等动物性食品（提供蛋白质、矿物质），以及新鲜蔬果（提供维生素和膳食纤维）。

降压早餐好搭档

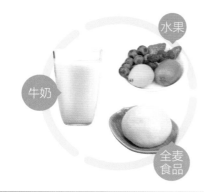

水果

牛奶

全麦食品

营养师支招

全麦制作的馒头、花卷等主食富含膳食纤维，可补充营养、调节血压；牛奶富含优质蛋白质，有利于钠钙平衡，提高身体抵抗力；水果富含维生素和膳食纤维，有助于调节血压。

专家答疑
门诊没空说的问题

问 **什么是晨峰高血压？晨峰高血压有哪些危害？**

答 晨峰高血压是对健康危害很大的一种血压波动类型，容易在清晨诱发心脑血管意外。这是一种清晨醒来时出现血压快速大幅上升的波动现象，尤其是清晨血压升高者，部分晨峰高血压就表现为单纯清晨高血压，建议做动态血压监测，明确是否存在晨峰高血压。

午餐要"少而精",稳定血压降血脂

有些人经常草草解决午餐,简单对付一下,如吃一碗面条,甚至是吃点零食和水果就解决了。其实午餐更需要注重品质和均衡营养,选营养密度高的食物。没时间做午餐,可以少做点,少吃点。由于早餐后,食物还在肠道的吸收利用过程中,午餐少吃点能减轻胃肠道负担。

选择高膳食纤维的蔬菜帮助排钠

膳食纤维对人体有着多方面的作用:首先,可以调节糖类和脂类代谢,有助于预防高血糖和血脂异常;其次,能与胆盐结合,避免其合成为胆固醇沉积在血管壁上;此外,还有助于促进钠的排出,降低血压。

午餐中容易摄入较多的脂肪和盐分,为了避免这些成分过多地被人体吸收,就需要摄入适量膳食纤维。建议午餐多选择海带、洋葱、香菇等高膳食纤维蔬菜。

低脂肪肉类是高血压患者的好选择

午餐中肉、蛋都可以有,但高血压患者最好选择低脂肪肉类,如鱼肉、鸡肉、牛瘦肉、猪瘦肉等,远离五花肉,以及熏肉、腊肉、油浸沙丁鱼等高脂肪肉类。

降压午餐好搭档

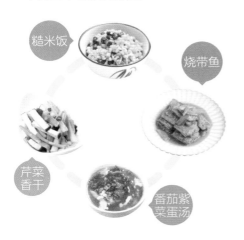

糙米饭　烧带鱼　番茄紫菜蛋汤　芹菜香干

营养师支招

米饭中加入糙米后,膳食纤维和矿物质含量变得更丰富,更适合高血压患者食用;香干和带鱼富含优质蛋白质,适合高血压患者补充营养并控制血压;芹菜不仅膳食纤维丰富,而且富含降压营养素;番茄所含的芦丁和番茄红素,有利于保护血管。

晚餐要"淡"，提防夜间高血压

高血压患者的饮食原则是清淡、少盐，尽量减少油脂的摄入，尤其是晚餐。经常保持清淡的晚餐，能够预防夜间高血压的发生。

高血压患者晚餐可选择凉拌菜或生拌菜

高血压患者晚餐可以选择凉拌菜或者生拌菜。适合凉拌、生拌的菜往往气味清新，口感清脆，加少量调味料调拌后，不仅清淡、少盐，降低了油脂的摄入，而且营养丰富。

晚餐少进食主食与肉类

主食是人体热量的主要来源，人们晚餐后通常进入休息状态，热量消耗较少，因此晚餐要少进食主食。另外，晚餐进食总量也要少。晚餐过多进食肉类，会增加肠胃负担，影响睡眠，尤其是富含饱和脂肪酸的肉类，会促进体内胆固醇的合成，使大量血胆固醇沉积在血管壁上引起动脉粥样硬化。科学实验证明，晚餐过多进食肉类的人，比经常进食素食的人血脂一般要高2~3倍，而患高血压、肥胖症的人如果晚餐爱吃荤食，害处则更大。因此，晚餐一定要少吃肉食，多摄入新鲜蔬菜，尽量减少脂肪类食物的摄入。

降压晚餐好搭档

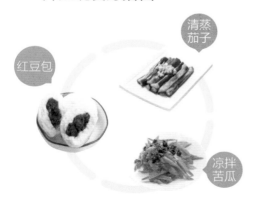

红豆包

清蒸茄子

凉拌苦瓜

专家答疑
门诊没空说的问题

问 什么是夜间高血压？夜间高血压有哪些危害？

答 2013年欧洲高血压学会／欧洲心脏病学会高血压管理指南指出，夜间（或睡眠）收缩压≥120mmHg或舒张压≥70mmHg，可以认定为"夜间高血压"。研究发现，夜间高血压对重要器官和心血管疾病的影响，更甚于普通高血压，因此应更加重视。

营养师支招

红豆包富含膳食纤维；茄子富含芦丁，有助于增强微血管韧性和弹性，减小血管阻力，利于血液流通顺畅；苦瓜富含钾，有助于排钠。

简单方法，计算每天需要的总热量

计算标准体重

例如，高血压患者王女士，没有并发症，年龄 40 岁，身高 160 厘米，体重 60 千克，从事会计工作。计算她的标准体重如下：

标准体重（千克） = 身高（厘米）- 105 = 160 - 105 = 55 千克

计算体重指数（BMI）

体重指数主要用来判断现有体重是否正常。

体重指数（BMI） = 现有体重（千克）÷ 身高的平方（米²）

王女士的体重指数（BMI） = $60 \div (1.60)^2 = 23.4$

中国成年人体重指数标准

消瘦	正常	超重	肥胖
<18.5	18.5~23.9	24~27.9	≥28

用王女士的体重指数数值对照上述标准得知，患者王女士尚属于正常体重范围。

计算每日所需总热量

目前对于患者每日热量的计算，应参考患者体重、每日活动强度来评估和建议。实践中主要使用经典的"拇指法则"（rule-of-thumb，ROT）即"经验公式"：卧床患者每日供给 20～25 千卡／千克，自由活动的患者每日供给 25～30 千卡（非超重患者采用实际体重，超重患者采用标准体重，肥胖患者采用调整体重）。具体可以按照如下公式：

体形	消瘦（千卡／千克／天）	正常（千卡／千克／天）	肥胖（千卡／千克／天）
轻体力劳动（如办公室工作）	35	25～30	20～25
中等体力劳动（如农田劳动）	40	35	30
重体力劳动（如建筑工人）	40～45	40	35

王女士体重正常，轻体力劳动，选择热量 25～30 千卡／千克／天。

标准体重（千克）×每日每千克标准体重需要的热量（千卡）= 55×（25～30）= 1375～1650 千卡，王女士每天所需热量这里取 1500 千卡。

一日三餐讲原则，调控血压有捷径

每周 25 种食物，每天 12 种食物

食物多样才能实现膳食平衡。没有一种食物能满足人体所需的全部营养，不同食物所含的营养成分不同，多种食物组成的膳食才能满足人体热量及营养素需求，从而促进人体正常的生长发育，并且降低罹患高血压等慢性病的风险。

多样的食物包括哪些种类

《中国居民膳食指南（2022）》强调个人平均每天摄入 12 种食物，每周至少摄入 25 种食物。多样的食物应包括谷薯类、蔬果类、畜禽鱼蛋奶、大豆坚果类等。

如何做到食物多样化

小分量，多几样。选小份是实现食物多样的关键措施。同等热量的一份午餐，小份菜肴可以增加食物种类。

同类食物常变换。每类食物中都包含丰富的品种，可以进行互换，避免食物品种单调，也有利于丰富一日三餐，从而做到食物多样化。例如，米饭可以与面条、小米粥、全麦馒头、杂粮饭互换；红薯与土豆互换；猪肉与鸡肉、鸭肉、牛肉、羊肉等互换；鱼可与虾、蟹、贝等水产品互换；牛奶可与酸奶、奶酪等互换。

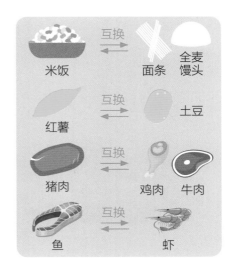

不同食物巧搭配

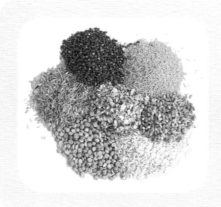

粗细搭配

主食应注意增加全谷物和杂豆食物。烹调主食时，大米可与糙米、杂粮（燕麦、小米、荞麦、玉米等）以及杂豆（红豆、绿豆、芸豆等）搭配。二米饭、绿豆饭、红豆饭、八宝粥等都是粗细搭配、增加食物品种的好方法。

荤素搭配

"荤"指动物性食物，"素"指植物性食物。有肉、有菜，搭配烹调，可以在改善菜肴色、香、味的同时，提供多种营养成分，如什锦砂锅、炒杂菜等。

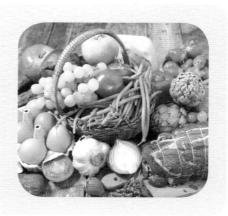

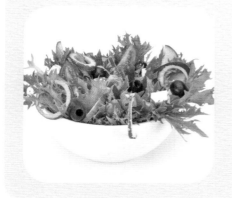

颜色搭配

食物呈现的丰富色彩能给人视觉上美的享受，刺激食欲，也有利于营养搭配。如什锦蔬菜，五颜六色代表了蔬菜不同植物化学物、营养素的特点，同时满足了食物种类多样化的需要。

盐每天不超过 5 克

盐是日常饮食中必不可少的调料，但摄入过多会给身体造成危害。摄入过多的盐，血液中的渗透压就会升高，从而引起水钠潴留，血容量增大的同时还会加重心脏负担，使血压不易控制，因此日常饮食中要控制盐的摄入量。

测测一天的摄盐量是否超标

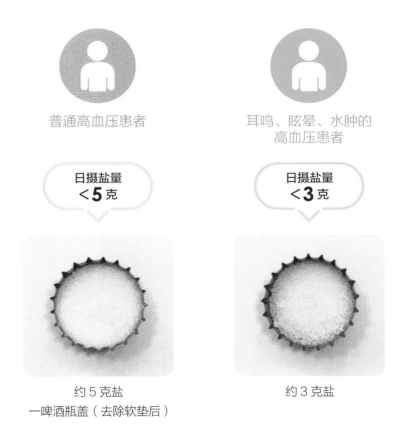

普通高血压患者

耳鸣、眩晕、水肿的
高血压患者

日摄盐量
<5克

日摄盐量
<3克

约5克盐

约3克盐

一啤酒瓶盖（去除软垫后）

需要强调的是：控盐的同时，不要忽略酱油等调味料中所含的盐；适当多吃含钾丰富的食物，有助于排出体内多余的钠。

更要提防这些隐形盐

一些加工食品虽然吃起来没有咸味，在加工过程中却添加了不少盐，如酱油、咸菜、酱豆腐、味精、鸡精等都是含盐"大户"。中国人的饮食习惯是早餐吃粥、馒头或者包子，加点儿咸菜或者腐乳。大家可能不知道，单单一块腐乳就含有 5 克盐，一小碟咸菜或酱菜（80 克）就含有 4.7 克盐，这样一顿早饭下来，盐量就已经达到一天的标准了。那午饭和晚饭所摄入的盐就全都是超标的。

薯片、泡面、培根、咸鸭蛋等，也都是高盐食品。另外，火锅底汤的盐含量也非常高。如果经常食用这些食品，就不利于调控血压。

怎样将 5 克以下的盐分配到三餐当中

如果在家烹饪三餐，则应该合理分配食盐用量，如每天食用 4 克盐，午餐占三餐的 40%，则午餐每人的食盐用量不超过 1.6 克（4×40%）。同时，还要注意上面提到的隐形盐问题。

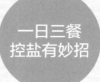

一日三餐
控盐有妙招

量化

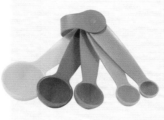

家中备一把控盐勺，能够帮助控盐。控盐勺平平的一勺为 1~2 克，对掌勺人来说，有了它，放盐时心里就有数了。

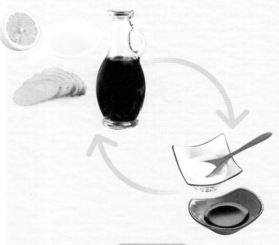

替代法

烹调时用醋、柠檬汁、香料、姜等调味替代一部分盐和酱油。芝麻酱、核桃碎味道鲜香，是很好的调料。做凉菜、凉面时加些芝麻酱或核桃碎，即使减少用盐量，饭菜的味道也很可口。

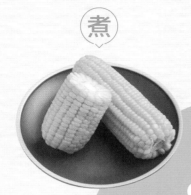

煮

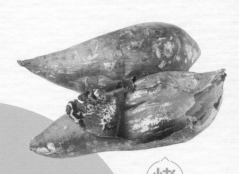

烤

烹饪方法多样化

多采用蒸、烤、煮等烹调方式，享受食物天然的味道，不是每道菜都需要加盐。在食物煮熟或炖汤结束时再放盐，这样食材就不会入味太重，让咸味保留在食材表面，以减少用盐量。别在汤羹太热时放盐。汤羹温度过高时，舌头对咸味的敏感度就会降低，如果这个时候味道尝起来合适，放至常温时就会偏咸。因此，给汤羹放盐调味时，可以待其降至常温后再放。

蒸

•⌐ 专家答疑 ¬•
门诊没空说的问题

（问）**低钠饮食，是不是说吃盐越少越好？**

（答）低盐饮食并不是说吃盐越少越好，更不是不吃盐。如果长期过度限制盐的摄入，会引起低钠血症，出现眩晕、食欲不振、四肢无力等现象，严重时还会出现恶心、呕吐、心率加速、脉搏细弱、肌肉痉挛、视物模糊、昏迷等症状，甚至危及生命。

一日三餐的主要营养，如何合理分配

根据《中国居民膳食指南（2022）》的建议，每人每天烹调用油量为25～30克。

过量摄入油是造成中国居民肥胖的一个主要原因。而对于心血管疾病患者及其潜在人群来说，每人每天烹饪油用量应该控制在15～25克。

选择对血管有益的植物油

日常食用的烹调油分为植物油和动物油，二者脂肪酸的种类不同，对健康的影响也不同。动物油中饱和脂肪酸的含量较高，容易加剧动脉粥样硬化，可能加剧高血压患者病情，因此不宜食用。植物油最好选择不饱和脂肪酸含量较高的，比如大豆油、花生油、菜籽油等，可交替或混合食用。《中国居民膳食指南（2022）》也建议，家里采购食用油时注意常换品种，食用油品种多样化能提供不同的脂肪酸。需要说明的是，混合食用并不一定是将几种油直接混在一起，也可以几种不同的油轮换使用。

专家答疑
门诊没空说的问题

问 选购烹调油应注意哪些方面？

答 一看透明度，优质植物油透明度高，水分杂质少，无沉淀、无悬浮物；二看时间，尽量买生产日期近的食用油，放久了易产生酸败；三闻气味，无刺激性气味。

控制三餐烹调油摄入量的方法

使用烹调油量具

将每天可食用的烹调油的总量倒入量具内，能有效控制用油量。

炒好菜后把多余的油分离出来

炒好菜后，将锅斜放2～3分钟，让菜里的油流出来，撇去汤汁再装盘。柿子椒、莴笋等蔬菜吸油少，很适合这种方法。

凉拌菜最后放油

对于凉拌菜，可以在上桌前放几滴香油或橄榄油，然后马上食用，这样油的香气能有效散发出来，食物也来不及吸收油脂，能减少油的摄入量。

用烤代替煎炸

常用煎炸处理的食材，如肉排、鸡米花、骨肉相连等，也可改用烤箱或不粘锅烤熟食用，将食材烤一下不仅味道可口，而且脂肪含量可从煎炸后的22%降至8%以下。

有益降压的营养素，如何合理分配在三餐中

一日三餐的热量应该怎样分配

营养学研究表明，一日三餐热量的合理分配方案是：早餐占全天总热量的25%～30%；午餐占30%～40%；晚餐占30%～35%。可根据职业、劳动强度和生活习惯适量调整。这符合健康人一天生理活动热量需求，也适合高血压患者。

在上文例子中计算出了王女士每天需要的总热量约为1500千卡。如果按早餐、午餐、晚餐25%～30%、30%～40%、30%～35%的比例来分配三餐的热量，计算如下：

早餐的热量 ＝1500千卡×（25%～30%）＝375～450千卡

午餐的热量 ＝1500千卡×（30%～40%）＝450～600千卡

晚餐的热量 ＝1500千卡×（30%～35%）＝450～525千卡

一日三餐的营养需求

碳水化合物占全天总热量的50%～65%，蛋白质占10%～15%，脂肪占20%～30%。胆固醇每天限制在300毫克以内。每天蔬菜的食用量在300～500克，水果的食用量为200～350克。

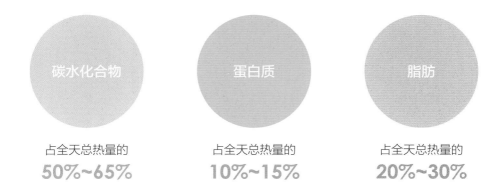

占全天总热量的
50%~65%

占全天总热量的
10%~15%

占全天总热量的
20%~30%

计算三大营养素每天所需量

首先根据上面提到的高血压患者每日膳食中三大营养素的生热（每单位重量的营养成分所带给人体的热量）比来计算三大营养素的热能。

还以前面王女士为例（按每天需要的总热量为1500千卡计算），计算其每天三大营养素所占的热量。考虑王女士体重正常，脂肪供能比取25%。

碳水化合物　1500千卡 ×（50%～65%）= 750～975千卡

蛋白质　1500千卡 ×（10%～15%）= 150～225千卡

脂肪　1500千卡 × 25% = 375千卡

碳水化合物、蛋白质、脂肪三大营养素的生热系数分别为4千卡/克、4千卡/克、9千卡/克，全天碳水化合物、蛋白质、脂肪的所需量如下：

碳水化合物　每天碳水化合物供给的热能 ÷4 = 碳水化合物每天所需量

蛋白质　每天蛋白质供给的热能 ÷4 = 蛋白质每天所需量

脂肪　每天脂肪供给的热能 ÷9 = 脂肪每天所需量

所以，王女士每天所需的三大营养素的供给量如下：

碳水化合物　（750～975）÷4 ≈ 188～244克

蛋白质　（150～225）÷4 ≈ 38～56克

脂肪　375÷9 ≈ 42克

得舒饮食，备受推崇的降血压饮食模式

得舒饮食（DASH Diet）是一种降低血压的饮食模式，由 NHLBI（美国国家心肺和血液研究所）推出。经临床试验证实，采用得舒饮食模式 2 周后，可使血压降低 8%～10%。

认识一下得舒饮食

食物组	每日份数	每份大小
谷物 （全谷类制品为主）	6～8 份	1 片面包（为 1 份，下同） 30 克干燥谷物 半碗米饭、意面或者谷物
蔬菜	4～5 份	1 碗新鲜绿叶蔬菜 半碗新鲜切碎蔬菜 半碗烹饪的蔬菜 半杯蔬菜汁
水果	4～5 份	1 个中等大小的水果 1/4 碗干燥水果 半碗新鲜、冰冻或罐头水果 半杯果汁
脱脂、低脂牛奶或奶制品	2～3 份	1 杯牛奶、45 克奶酪
瘦肉类、鱼类和蛋类	不大于 6 份	30 克烹饪的猪肉、牛肉或鱼 1 个鸡蛋
坚果种子和豆类	每周 4～5 份	1/3 碗坚果 2 勺花生酱、2 勺坚果种子 半碗烹饪的豆类
脂肪和油类	2～3 份	1 勺软黄油、1 勺植物油、1 勺蛋黄酱 2 勺沙拉酱
糖果和添加糖	每周少于 5 份	1 勺糖、1 勺果酱 半碗冰激凌或者明胶 1 杯加糖果汁

注：数据来源《美国医学会杂志》。

三餐以饱和脂肪酸及总脂肪含量低的食物为主

得舒饮食可以用一句话来概括，那就是"三餐以水果、蔬菜、低脂乳制品等饱和脂肪酸及总脂肪含量低的食物为主"。

不是限制饮食，而是多吃有利于控制血压的食物

虽然得舒饮食的设计原理仍然遵循心血管保健原则，即限制总脂肪、饱和脂肪酸以及胆固醇的摄取量；但与一般饮食原则相比，得舒饮食更强调高血压人群应"多吃有利于控制血压的食物"，而不是一味地限制、强调"这个不能吃、那个不能吃"。

什么是有利于控制血压的食物呢？一般来说，这些食物都具有高钾、高膳食纤维、高不饱和脂肪酸以及低饱和脂肪酸的营养特点。

得舒饮食没强调限盐，因为它本身就是清淡饮食

得舒饮食并没有刻意强调限制盐的摄入，这是因为得舒饮食本身就是一种高蔬果饮食，所摄取的盐量本来就较低，本身就是一种清淡饮食。

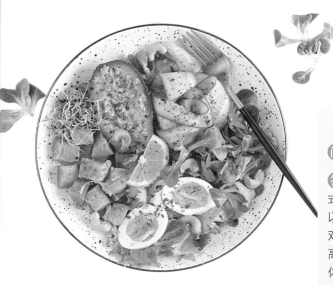

专家答疑
门诊没空说的问题

问 **得舒饮食好在哪儿？**

答 首先，这是一种营养均衡的饮食模式，保证了人体必需营养素的摄入，可以长期坚持使用。其次，这种饮食模式对慢性病有预防效果，尤其是预防"三高"的效果显著。再次，可以帮助维持体形，可作为减重食谱使用。最后，这种饮食模式的原则并不复杂，容易理解记忆。

更适合中国人的得舒饮食模式

根据得舒饮食原则，进行适当调整后的模式更适合中国人，实践起来更容易。

1 主食 2/3 以上选用全谷类或根茎类，如糙米、紫米、燕麦、荞麦、薏米、红豆、绿豆、红薯、芋头、土豆、莲藕、山药等

2 每天摄取超过 5 份蔬菜、5 份水果。建议多选择含钾丰富的苋菜、韭菜、菠菜、空心菜、金针菇、芦笋、竹笋、哈密瓜、桃、香瓜、猕猴桃、橙子、香蕉等

3 蔬果可加入主食中一同食用，如蔬果饭、蔬果馒头等

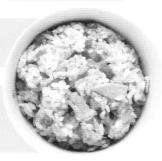

4 不同的蔬菜有不同的口感，如瓜类脆爽、菇类柔软多汁、根茎类绵软、笋类有嚼劲，食用时也要注意搭配

5 每天摄取 1.5 份低脂或脱脂乳品，其中可以有 1 份鲜牛奶、0.5 份酸奶

6 蛋白质的摄入以豆制品及白肉（鱼肉、去皮禽肉）为主，少吃红肉（猪肉、牛肉、羊肉）及动物内脏

7 选用植物油，如山茶油、橄榄油、玉米油、花生油、葵花子油等

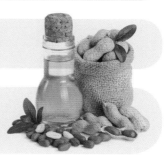

8 每天可吃 1 匙（25 克）坚果，如花生、松子、核桃、杏仁、芝麻、腰果等，可以直接食用，也可以加入菜肴、主食中

江南饮食，更符合中国人的胃口

江南地区讲究"春尝头鲜，夏吃清淡，秋品风味，冬讲滋补"。饮食一直都是预防各种慢性非传染性疾病的重要手段之一，新发高血压患者可以尝试"江南饮食"，对于降血压十分有益。

江南饮食更适合中国人

《中国居民膳食指南科学研究报告（2021）》中提到江南地区膳食可以作为东方健康膳食模式的代表。江南饮食崇尚自然，顺应时序，不时不食，口味上"主清淡、尚本味、重养生"，适合用来预防高血压等慢性疾病。

江南饮食以米类为主食，新鲜蔬果摄入量充足；动物性食物以猪肉和鱼虾类为主，尤其是鱼虾类摄入量相对较高；烹饪清淡，少油少盐，比较接近理想膳食模式。地中海饮食是以谷类、蔬果、坚果种子类、橄榄油、奶酪和酸奶、白肉、蛋类等为主的饮食模式。江南饮食在营养体系上和地中海饮食相似，但更适合中国人的口味，且盐脂含量更低。

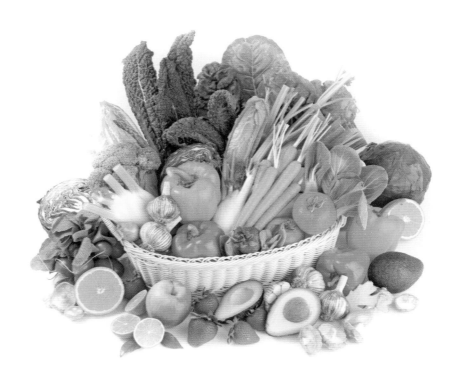

江南饮食一日三餐营养巧搭配

食谱以 1 人份计量，示例：

早餐	午餐	晚餐

鲜牛奶 300 克

杂粮饭

大米、糙米、小米、红豆、绿豆各 30 克

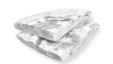

发面饼 面粉 50 克

香菇猪肉包子

面粉 50 克，鲜香菇、猪瘦肉各 30 克，油菜心 60 克

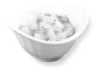

冬瓜烩虾仁

虾仁 20 克，冬瓜 50 克

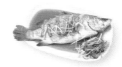

清蒸香菇鲈鱼

鲈鱼 50 克，香菇 20 克，红彩椒 15 克

什锦西蓝花

西蓝花、菜花各 50 克，胡萝卜 20 克

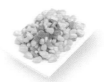

松仁玉米

玉米粒 50 克，松仁 30 克，柿子椒、红彩椒各 10 克

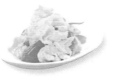

番茄炒蛋

番茄 50 克，鸡蛋 1 个（约 50 克）

低盐低脂低糖小妙招

做包子时，选用酵母发面法制作，不要使用食用碱发面，因为食用碱的主要成分是碳酸氢钠或碳酸钠，会增加钠盐的摄入。

因为番茄本身有酸味，可口开胃，所以做番茄炒蛋时可以尽量少放盐。

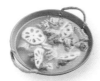

莲藕鸭肉汤

鸭肉 30 克，莲藕 50 克

低盐低脂低糖小妙招

烹制冬瓜时应清淡，出锅前加少许盐即可，口感好，还做到了低盐。

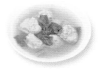

小白菜肉丸汤

小白菜 50 克，猪瘦肉 20 克，蛋清适量

低盐低脂低糖小妙招

清蒸香菇鲈鱼，可用适量酱油代替食盐。

一眼识别常见食物的重量

看着平衡膳食宝塔给出的数据，许多人可能会觉得有些头疼。请大家不要心急，给你支个招——利用自己的手，就能够大致确定每日所需食物的量了。

拳头量

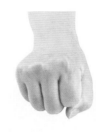

一拳相当于 70～100 克的量。

掌心量

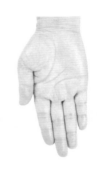 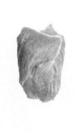

50 克的蛋白质相当于掌心大小、约为小指厚的一块瘦肉。

掌心量

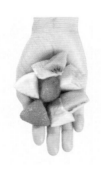

单手能够捧住的水果量相当于 80～100 克的量。

掌心量

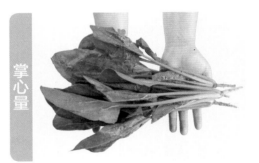

两只手能够捧住的绿叶菜量相当于 100 克的量。

两指并拢量

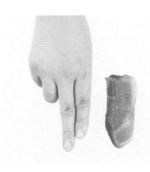

一块与食指厚度相同、与两指（食指和中指并拢）的长度和宽度相同的瘦肉，相当于 50 克的量。

PART

2

一周制定
带量三餐方案，
稳步控血压

营养三餐配餐要点

营养目标

以每日所需总热量中间值为参考，如每日摄入 1800 千卡热量。具体搭配食谱时，可依据自身情况增减食物，进行热量转换。计算每天的热量，需要减去植物油部分的热量，以每天摄入 25 克植物油为标准，25 克×9 千卡/克 = 225 千卡。

常见食物热量表

1 碗米饭	1 个馒头	1 根玉米	1 个红薯	1 块南瓜	1 个橘子	1 块黄瓜	1 个鸡蛋	1 个鸡翅
约 150 克	约 50 克	约 132 克	约 270 克	约 26 克	约 92 克	约 9 克	约 50 克	约 50 克
174 千卡	114 千卡	148 千卡	232 千卡	6 千卡	47 千卡	1 千卡	73 千卡	101 千卡

三餐营养分配标准

一日三餐营养分配标准按 3：4：3 分配。根据《中国居民膳食营养素参考摄入量（2013）版》，早餐热能供给量约占全日总热量的 30%，午餐占 40%，晚餐占 30%。

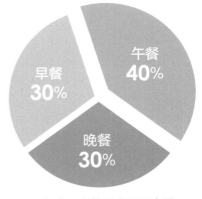

早午晚三餐热量分配示意图

三餐营养指南

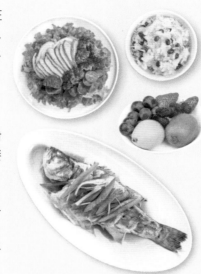

1. 食物多样化，保证谷豆、肉类、奶类、蛋类，增加蔬菜、水果摄入量。

2. 蛋白质的量要相对均衡地分配到三餐中，早晚餐选白肉，如鱼肉和去皮鸡肉，午餐选红肉，如牛瘦肉、猪瘦肉等；早晚餐需要有碳水化合物的摄入。

3. 早餐可以清淡、简单，保证充足的蛋白质和碳水化合物摄入（碳水化合物食物包含土豆、南瓜、红薯等）；晚餐少油腻，临睡前少喝水，避免影响睡眠。

4. 少吃零食，少饮用含糖饮料及碳酸类饮料，控制添加糖的摄入。

每餐营养组合一目了然

早餐 注重蛋奶组合	**60**% 碳水化合物 + **20**% 蛋白质 + **20**% 脂肪
	举例：香煎口蘑水波蛋三明治 + 一杯牛奶 + 一把坚果
午餐 注重荤素搭配 主食要杂	**25~50**克 谷物主食（生重）或用 200 克薯类代替 + **250**克 水煮或者少油烹调的绿叶蔬菜 + **100**克 牛瘦肉等红肉
	举例：时蔬黑椒牛肉卷（春饼 + 时蔬 + 牛肉）
晚餐 七八成饱 时间要早	**25~50**克 谷物主食（生重）或用 200 克薯类代替 + **250**克 水煮或者少油烹调的绿叶蔬菜 + **100**克 鱼肉、虾肉、去皮鸡肉等白肉
	举例：三文鱼海苔饭（米饭 + 时蔬 + 三文鱼）

一周带量三餐食谱

周一　　总热量 1783 千卡

早餐（445 千卡）

全麦面包片
180 千卡
全麦面粉 50 克

牛奶
132 千卡
牛奶 200 克

煮鸡蛋
70 千卡
鸡蛋 1 个（约 50 克）

蔬菜沙拉
63 千卡
圣女果 10 克
玉米粒 20 克
生菜、黄瓜、西蓝花、
紫甘蓝各 50 克

加餐（53 千卡）

苹果
100 克

午餐（545 千卡）

二米饭
281 千卡
大米 50 克
小米 30 克

柿子椒豆腐丝
100 千卡
柿子椒 12 克
黄豆 25 克（相当于豆
腐丝 40 克）

清蒸鲈鱼
57 千卡
鲈鱼 50 克
柿子椒、红彩椒各 10 克

雪梨百合莲子羹
107 千卡
雪梨 100 克
干百合、
干莲子各 4 克

加餐（93 千卡）

香蕉
100 克

晚餐（345 千卡）

南瓜燕麦粥
180 千卡
南瓜、原味
燕麦片各 50 克

蒸红薯
43 千卡
红薯 50 克

凉拌莴笋丝
15 千卡
莴笋 100 克

土豆蒸鸡块
107 千卡
鸡肉、
土豆各 50 克
柿子椒、红彩椒各 10 克

加餐（77 千卡）

无糖酸奶
100 克

注：❶ 每天三餐食谱的热量均以 1800 千卡为参照标准（读者可以根据自身情况适当加减菜肴，调控热量）。❷ 以一周为例，给出每天三餐菜单搭配，并精选部分三餐食谱，给出详细做法。❸ 为了方便制作，全书每道菜谱制作按照 3 人份计量，每道菜热量值按照单人份计算。每天的总热量值包括三餐热量＋加餐热量。菜谱中除香油、橄榄油、花椒油外，其他植物油不单独列出，每人每天油脂摄入按25 克来核算，即热量为 225 千卡。❹ 每天食物搭配参照《中国居民膳食指南（2022）》。

食物搭配

膳食指南要求：平均每天摄入 **12** 种以上食物，每周 **25** 种以上

实际摄入量：全天摄入食物共 **27** 种

膳食指南要求 **25~35** 克
实际摄入量 **25** 克（1 种）

推荐：黄豆 25 克（相当于豆腐丝 40 克）

大豆及坚果类

膳食指南要求 **300~500** 克
实际摄入量 **300** 克（2 种）

推荐：牛奶 200 克，无糖酸奶 100 克

奶及奶制品

膳食指南要求 **120~200** 克
实际摄入量 **150** 克（3 种）

推荐：鸡肉 50 克，鲈鱼 50 克，鸡蛋 1 个（约 50 克）

动物性食物

膳食指南要求 **200~350** 克
实际摄入量 **300** 克（3 种）

推荐：苹果 100 克，香蕉 100 克，雪梨 100 克

水果类

膳食指南要求 **300~500** 克
实际摄入量 **420** 克（11 种）

推荐：莴笋 100 克，黄瓜 50 克，南瓜 50 克，生菜 50 克，西蓝花 50 克，紫甘蓝 50 克，柿子椒 32 克，红彩椒 20 克，圣女果 10 克，干百合 4 克，干莲子 4 克

蔬菜类

膳食指南要求 **50~100** 克
实际摄入量 **100** 克（2 种）

推荐：红薯 50 克，土豆 50 克

薯类

膳食指南要求 **200~300** 克
实际摄入量 **200** 克（5 种）

推荐：原味燕麦片 50 克，全麦面粉 50 克，大米 50 克，小米 30 克，玉米粒 20 克

谷类

蔬菜沙拉

材料 生菜、黄瓜、西蓝花、紫甘蓝各 150 克，玉米粒 60 克，圣女果 30 克。

调料 醋 10 克，黑胡椒粉、盐、橄榄油各 2 克。

做法

1 生菜、紫甘蓝洗净，撕成片；西蓝花洗净，掰朵，焯熟；玉米粒洗净，焯熟；黄瓜洗净，切块；圣女果洗净，切片。

2 醋、黑胡椒粉、盐、橄榄油混匀成油醋汁。

3 所有材料放盘中，浇上油醋汁，拌匀即可。

早

热量/人
63 千卡

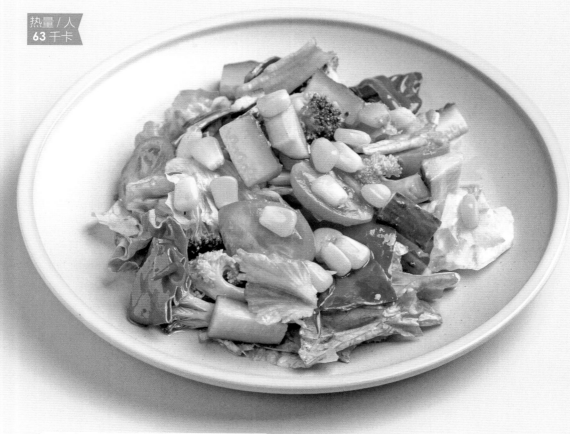

营养小贴士 🖊
此道菜最大限度地保留蔬菜中的各种营养素，特别是维生素 C，它能够促进人体合成氮氧化物，而氮氧化物具有扩张血管的作用，有助于调理血压。

注：本书中所有食谱都是 3 人份的。为方便照顾家里的高血压患者，每道食谱的热量按照 1 人份来计算。

材料 鲈鱼 1 条（300 克），柿子椒、红彩椒各 30 克。

调料 葱丝、姜丝各 15 克，料酒、蒸鱼豉油各 3 克。

做法

1. 鲈鱼处理干净，沥干，在鱼身两面各划几刀，用料酒涂抹鱼身，开口处夹上姜丝，鱼肚子里塞上姜丝，腌渍 20 分钟；柿子椒、红彩椒洗净，去蒂及子，切丝。

2. 盘里铺姜丝、葱丝，摆放鲈鱼，水沸后蒸 8 分钟，取出。

3. 倒去盘内蒸鱼汁，倒入蒸鱼豉油，摆上切好的柿子椒丝和红彩椒丝。

4. 锅内倒油烧热，淋在鱼上即可。

清蒸鲈鱼

午

热量/人
57 千卡

注：清蒸鲈鱼最好整条或半条烹饪，市面上的 1 条鲈鱼按 300 克来核算，三个人分两餐吃完。此处计算的热量是按照 50 克（1 人 1 天食用量）来计算的。

营养小贴士

在鱼类的做法上，高血压患者要注意少脂烹调，宜采用清蒸和清炖的方式，不仅可减少营养流失，而且味道也很鲜美。

材料 雪梨 300 克，干百合、干莲子各 12 克。

调料 冰糖适量。

做法

1 雪梨洗净，去皮除核，切块；干百合、干莲子分别洗净，用水泡发，莲子去心。

2 锅置火上，加适量水，放入雪梨块、百合、莲子、冰糖，水沸后转小火煲约 1 小时即可。

午

热量/人
107 千卡

营养小贴士
百合是高钾低钠食物，有助于降血压；
百合和雪梨、莲子搭配，有安神除烦的
功效，有助于缓解失眠。

材料　净土鸡、土豆各 150 克，柿子椒、红彩椒各 10 克。

调料　姜片 5 克，老抽、豆瓣酱各 3 克，胡椒粉适量。

做法

1 土鸡剁成小块，用姜片、老抽腌渍 1 小时，放入大碗中，加豆瓣酱和少量植物油拌匀；土豆洗净，去皮，切成滚刀块；柿子椒、红彩椒洗净，去子后切丝。

2 将鸡块在下、土豆块在上放入大碗中，上笼蒸 30 分钟，熟后反扣在盘中，撒上适量胡椒粉、柿子椒丝、红彩椒丝即可。

营养小贴士

土豆中含有大量的钾元素，有助于排钠，钾是有益于降血压的矿物质。

土豆蒸鸡块

晚

热量/人
107 千卡

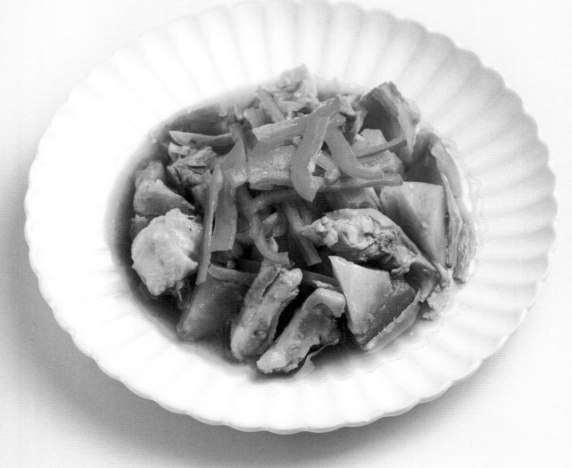

周二　　总热量 1855 千卡

早餐（435 千卡）

奶香麦片粥
200 千卡
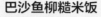
牛奶 200 克
原味燕麦片 20 克

果仁菠菜
87 千卡
菠菜 80 克
核桃仁 10 克

番茄炒鸡蛋
77 千卡
番茄 50 克
鸡蛋 1 个（约 50 克）

五谷丰登
71 千卡
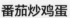
土豆、红薯、
山药、紫薯各 20 克

加餐（32 千卡）

草莓
100 克

午餐（687 千卡）

巴沙鱼柳糙米饭
451 千卡
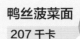
大米、糙米、
巴沙鱼柳、
玉米粒各 50 克
豌豆、胡萝卜各 10 克

西蓝花煎牛肉
90 千卡
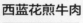
牛肉、西蓝花
各 50 克
土豆 20 克
圣女果 15 克

醋熘藕片
24 千卡
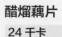
莲藕 50 克

紫菜豆腐汤
122 千卡
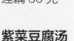
紫菜 10 克
黄豆 25 克（相当于北
豆腐 73 克）

加餐（77 千卡）

无糖酸奶
100 克

晚餐（306 千卡）

鸭丝菠菜面
207 千卡
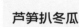
菠菜、
小白菜各 20 克
去皮鸭肉、鲜香菇
各 10 克
面粉 50 克
圣女果 5 克

芦笋扒冬瓜
14 千卡
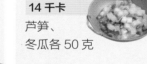
芦笋、
冬瓜各 50 克

香菇蒸鸡
85 千卡
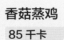
鲜香菇、
鸡肉各 40 克
柿子椒、红彩椒、黄彩
椒各 10 克

加餐（93 千卡）

香蕉
100 克

食物搭配

膳食指南要求：平均每天摄入 **12** 种以上食物，每周 **25** 种以上

实际摄入量：全天摄入食物共 **35** 种

膳食指南要求 25~35 克

实际摄入量 **35** 克（2 种）

推荐：黄豆 25 克（相当于北豆腐 73 克），核桃 10 克

大豆及坚果类

膳食指南要求 300~500 克

实际摄入量 **300** 克（2 种）

推荐：牛奶 200 克，无糖酸奶 100 克

奶及奶制品

膳食指南要求 120~200 克

实际摄入量 **200** 克（5 种）

推荐：巴沙鱼柳 50 克，牛肉 50 克，鸡蛋 1 个（约 50 克），鸡肉 40 克，鸭肉 10 克

动物性食物

膳食指南要求 200~350 克

实际摄入量 **200** 克（2 种）

推荐：草莓 100 克，香蕉 100 克

水果类

膳食指南要求 300~500 克

实际摄入量 **500** 克（15 种）

推荐：菠菜 100 克，番茄 50 克，芦笋 50 克，冬瓜 50 克，西蓝花 50 克，莲藕 50 克，鲜香菇 50 克，小白菜 20 克，圣女果 20 克，胡萝卜 10 克，豌豆 10 克，柿子椒 10 克，红彩椒 10 克，黄彩椒 10 克，紫菜 10 克

蔬菜类

膳食指南要求 50~100 克

实际摄入量 **100** 克（4 种）

推荐：土豆 40 克，红薯 20 克，山药 20 克，紫薯 20 克

薯类

膳食指南要求 200~300 克

实际摄入量 **250** 克（5 种）

推荐：面粉 50 克，大米 50 克，原味燕麦片 50 克，糙米 50 克，玉米粒 50 克

谷类

果仁菠菜

材料 菠菜 240 克，核桃仁 30 克。

调料 醋 3 克，盐 2 克，香油少许。

做法

1 菠菜洗净，放入沸水中焯烫至熟，捞出沥干，切段。

2 锅置火上，用小火煸炒核桃仁至出香味，取出压碎。

3 菠菜段和核桃碎放入盘中，加入盐、香油、醋搅拌均匀即可。

热量／人
87 千卡

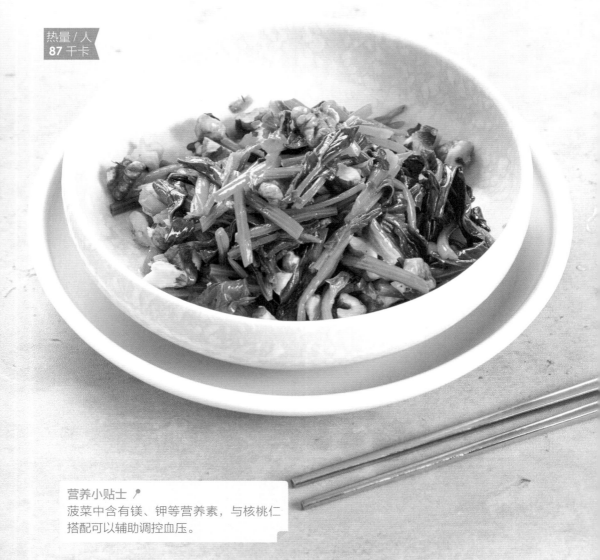

营养小贴士

菠菜中含有镁、钾等营养素，与核桃仁搭配可以辅助调控血压。

材料 大米、糙米、巴沙鱼柳、玉米粒各 150 克，豌豆、胡萝卜各 30 克。

调料 盐 1 克，生抽、橄榄油各 3 克，料酒、黑胡椒粉各适量。

做法

1 大米、糙米洗净，清水浸泡 1 小时；胡萝卜洗净，切丁；巴沙鱼柳室温解冻，切成宽 2 厘米的条。

2 切好的巴沙鱼柳条放入碗中，加料酒、黑胡椒粉、盐腌制 20 分钟。

3 大米、糙米与玉米粒、豌豆、胡萝卜丁一并放入锅中，加入比正常米饭略少的水，煮熟摆盘。

4 起锅刷油，将腌制好的巴沙鱼柳条放入锅中，煎至两面金黄，盛出摆盘即可。

巴沙鱼柳糙米饭

午

热量/人
451 千卡

营养小贴士
糙米含膳食纤维、B 族维生素，能促进肠道蠕动，并有助于降血压。

西蓝花煎牛肉

材料 牛肉、西蓝花各 150 克，土豆 60 克，圣女果 45 克。

调料 盐、黑胡椒粉各 3 克，橄榄油适量。

做法

1 牛肉洗净，切小块；西蓝花洗净，掰成小朵，煮至断生；土豆洗净，去皮，切小块，煮熟；圣女果洗净，切块备用。

2 平底锅内刷上橄榄油，放入牛肉块煎熟。

3 依次放入西蓝花、土豆块、圣女果，稍微煎一下，撒上黑胡椒粉和盐调味，装盘即可。

午

热量 / 人
90 千卡

营养小贴士

西蓝花中含有维生素 C、叶绿素，可以增强血管弹性，调节血压。西蓝花可单独清炒，也适合和虾仁、牛肉、菜花、木耳等肉类、蔬菜一起炒食，不仅营养丰富，而且很美味。

材料 面粉 150 克，小白菜、菠菜各 60 克，去皮鸭肉、鲜香菇各 30 克，圣女果 15 克。

调料 盐 3 克。

做法

1 菠菜择洗干净，只取叶，煮熟后放入料理机打成糊。

2 面粉倒入大碗中，加菠菜糊搅拌均匀，揉成面团，用保鲜膜覆盖，静置 15 分钟。

3 圣女果洗净，切碎；小白菜择洗干净，切碎；鸭肉洗净，切丝，煮熟；香菇洗净，去蒂，煮熟后切碎。

4 将醒好的面团擀成薄厚均匀的面片，再切成粗细均匀的面条。

5 另取锅，加适量清水煮沸后下面条、熟鸭丝、香菇碎，再次煮沸后转小火，放入小白菜碎、圣女果碎煮至面条熟软，加盐即可。

鸭丝菠菜面

晚

热量／人
207 千卡

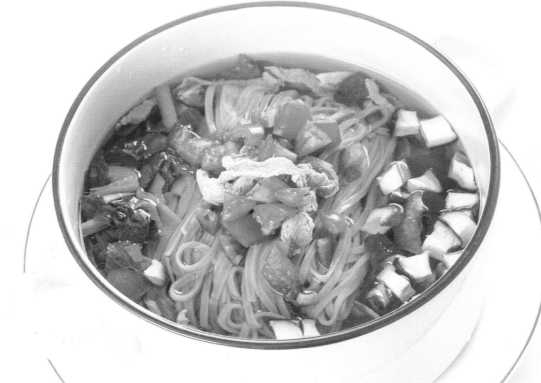

营养小贴士
鸭肉富含蛋白质，选用去皮鸭肉与蔬菜搭配，更适合高血压患者。

周三　总热量 1849 千卡

早餐（492 千卡）

牛奶花生豆浆
187 千卡
牛奶 200 克
花生 5 克
黄豆 10 克

西芹腰果
64 千卡
西芹 50 克
腰果 10 克

香葱鸡蛋饼
241 千卡
面粉 60 克
鸡蛋 1/3 个（约 17 克）

加餐（42 千卡）

桃子
100 克

午餐（572 千卡）

荞麦担担面
320 千卡
面粉、
绿豆芽各 50 克
荞麦粉 30 克
鸡胸肉 20 克

孜然牛肉
59 千卡
羊肉 50 克

玉米莲藕排骨汤
136 千卡
玉米、
莲藕各 50 克
猪排骨 30 克

蓝莓山药
57 千卡

山药 100 克

加餐（77 千卡）

无糖酸奶
100 克

晚餐（380 千卡）

素三鲜水饺
294 千卡
面粉 60 克
水发木耳 10 克
韭菜 50 克
鸡蛋 2/3 个（约 33 克）

彩椒烤鳕鱼
49 千卡
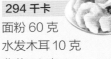
鳕鱼 50 克
黄彩椒、
红彩椒各 10 克

五彩大拌菜
37 千卡
苦菊、
紫甘蓝、
生菜各 50 克
黄彩椒、红彩椒、柿子
椒、圣女果各 10 克

加餐（61 千卡）

猕猴桃
100 克

食物搭配

膳食指南要求：平均每天摄入 **12** 种以上食物，每周 **25** 种以上

实际摄入量：全天摄入食物共 **28** 种

膳食指南要求 **25~35** 克

实际摄入量 **25** 克（3 种）

推荐：黄豆 10 克，腰果 10 克，花生 5 克

大豆及坚果类

膳食指南要求 **300~500** 克

实际摄入量 **300** 克（2 种）

推荐：牛奶 200 克，无糖酸奶 100 克

奶及奶制品

膳食指南要求 **120~200** 克

实际摄入量 **200** 克（5 种）

推荐：鳕鱼 50 克，羊肉 50 克，鸡蛋 1 个（约 50 克），猪排骨 30 克，鸡胸肉 20 克

动物性食物

膳食指南要求 **200~350** 克

实际摄入量 **200** 克（2 种）

推荐：桃子 100 克，猕猴桃 100 克

水果类

膳食指南要求 **300~500** 克

实际摄入量 **420** 克（12 种）

推荐：西芹 50 克，韭菜 50 克，生菜 50 克，绿豆芽 50 克，莲藕 50 克，苦菊 50 克，紫甘蓝 50 克，红彩椒 20 克，黄彩椒 20 克，水发木耳 10 克，圣女果 10 克，柿子椒 10 克

蔬菜类

膳食指南要求 **50~100** 克

实际摄入量 **100** 克（1 种）

推荐：山药 100 克

薯类

膳食指南要求 **200~300** 克

实际摄入量 **250** 克（3 种）

推荐：面粉 170 克，玉米 50 克，荞麦粉 30 克

谷类

香葱鸡蛋饼

材料　面粉180克，鸡蛋1个（约50克）。

调料　葱花少许，盐2克。

做法

1　鸡蛋磕开，搅成蛋液；面粉、鸡蛋液和葱花、少许水、盐调成糊。

2　电饼铛底部刷层油，放面糊，用锅铲摊开，稍煎，少许油沿着锅边淋一圈，翻面煎熟透即可。

早

热量/人
241 千卡

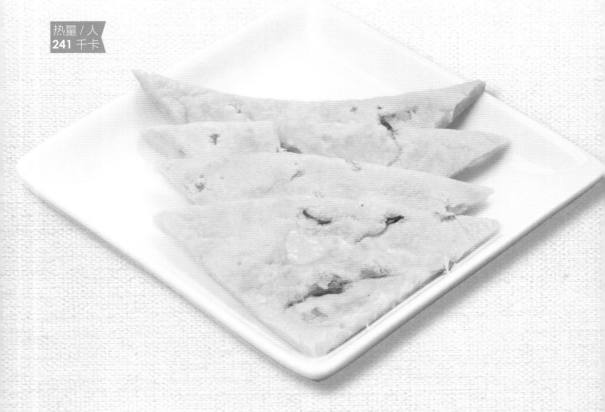

营养小贴士

放入2个鸡蛋，鸡蛋饼的口感会更好。但如果不宜吃太多鸡蛋，可以放1个鸡蛋再加适量水调成稠糊即可。饭量小者，也可以吃一半蛋饼。

材料 面粉、绿豆芽各 150 克，荞麦粉 90 克，鸡胸肉 60 克。

调料 花椒粉、香油、蒜末、葱花各适量，生抽、盐各 2 克。

做法

1 荞麦粉和面粉混合，加入适量清水揉成面团，用面条机压成面条。

2 鸡胸肉洗净，煮熟，切小丁；绿豆芽洗净，入沸水焯烫，捞出。

3 碗中放入生抽、花椒粉、香油、蒜末、葱花、盐，调成味汁。

4 荞麦面条放入开水中煮熟，捞出放碗中，加入鸡丁、绿豆芽，调入味汁即可。

荞麦担担面

午

热量／人
320 千卡

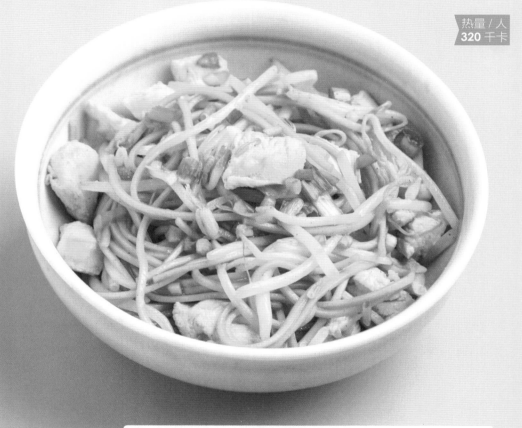

营养小贴士

荞麦中的芦丁能维持毛细血管弹性，抑制血压上升，但荞麦口感粗糙，可以加一些面粉，口感会更好，且营养更均衡，适合高血压患者食用。

孜然羊肉

材料 羊肉 150 克，香菜 20 克，熟白芝麻少许。

调料 孜然粒、盐各 3 克。

做法

1 羊肉洗净，切小块；香菜择洗干净，切段。

2 锅置火上，倒油烧至六成热，放入羊肉块煸炒，待肉块开始变色时加入孜然粒、盐，不断翻炒。

3 待锅中的汁即将收干时，撒入香菜段、熟白芝麻即可。

热量 / 人
59 千卡

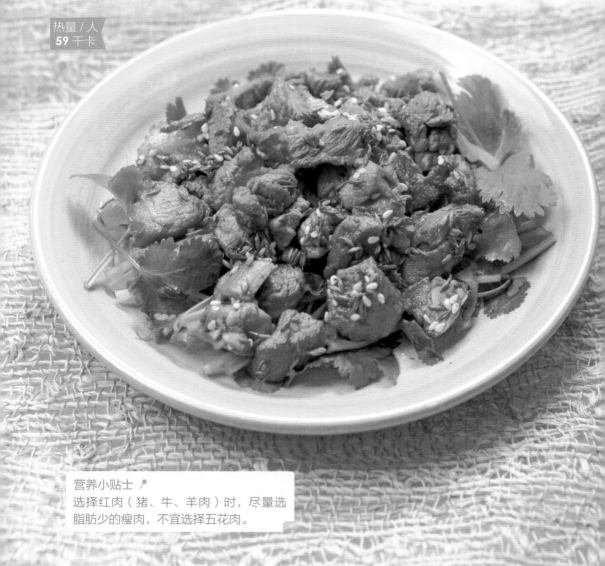

营养小贴士
选择红肉（猪、牛、羊肉）时，尽量选脂肪少的瘦肉，不宜选择五花肉。

材料 鳕鱼块 150 克，黄彩椒、红彩椒各 30 克。

调料 照烧酱 2 克。

做法

1 鳕鱼块洗净，用厨房用纸吸干水分。

2 鳕鱼块放在保鲜盒内，倒入照烧酱，抹匀后腌渍 15 分钟。

3 黄彩椒、红彩椒洗净，去蒂及子，切丁，放入沸水中焯熟，捞出沥干。

4 烤盘内铺入锡箔纸，刷上薄薄一层油，鳕鱼块放在锡箔纸上，放入 180℃预热的烤箱，上下火烤制 15 分钟。

5 取出后用彩椒丁点缀即可。

彩椒烤鳕鱼

晚

热量／人
49 千卡

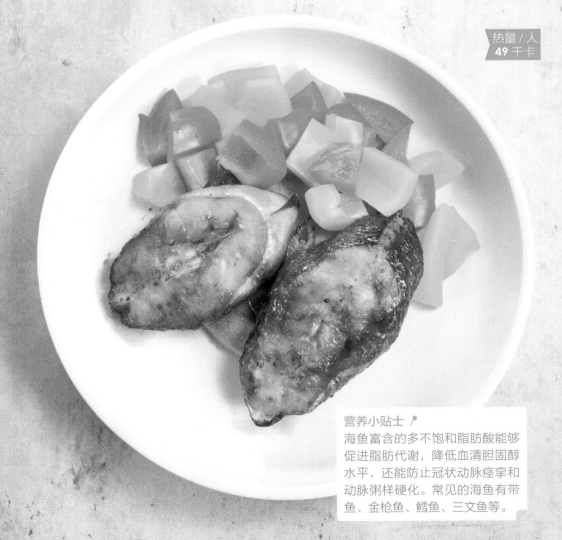

营养小贴士

海鱼富含的多不饱和脂肪酸能够促进脂肪代谢，降低血清胆固醇水平，还能防止冠状动脉痉挛和动脉粥样硬化。常见的海鱼有带鱼、金枪鱼、鳕鱼、三文鱼等。

周四　　总热量 **1839** 千卡

早餐（485 千卡）

牛奶

132 千卡

牛奶 200 克

煮鸡蛋

70 千卡

鸡蛋 1 个
（约 50 克）

南瓜双色花卷

192 千卡

面粉、
南瓜各 50 克

荷塘小炒

91 千卡

莲藕、
胡萝卜、
荷兰豆、山药各 50 克
干木耳 3 克

加餐（47 千卡）

橙子

100 克

午餐（570 千卡）

黑米藜麦饭

242 千卡

大米、黑米
各 30 克
藜麦 10 克

番茄炖牛腩

174 千卡

番茄、
牛腩各 50 克

双仁拌茼蒿

154 千卡

茼蒿 100 克
熟松仁、熟花生米
各 10 克

加餐（77 千卡）

无糖酸奶

100 克

晚餐（356 千卡）

荷香小米蒸红薯

151 千卡

小米 30 克
红薯 50 克

清炒菠菜

56 千卡

菠菜 100 克
黑芝麻 5 克

鸡丝凉面
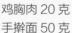
149 千卡

绿豆芽、
黄瓜各 10 克
鸡胸肉 20 克
手擀面 50 克

加餐（79 千卡）

雪梨

100 克

食物搭配

膳食指南要求：平均每天摄入 **12** 种以上食物，每周 **25** 种以上
实际摄入量：全天摄入食物共 **27** 种

膳食指南要求 25~35 克
实际摄入量 **25** 克（3 种）

推荐：熟松仁 10 克，熟花生米 10 克，黑芝麻 5 克

大豆及坚果类

膳食指南要求 300~500 克
实际摄入量 **300** 克（2 种）

推荐：牛奶 200 克，无糖酸奶 100 克

奶及奶制品

膳食指南要求 120~200 克
实际摄入量 **120** 克（3 种）

推荐：牛腩 50 克，鸡蛋 1 个（约 50 克），鸡胸肉 20 克

动物性食物

膳食指南要求 200~350 克
实际摄入量 **200** 克（2 种）

推荐：橙子 100 克，雪梨 100 克

水果类

膳食指南要求 300~500 克
实际摄入量 **473** 克（10 种）

推荐：茼蒿 100 克，菠菜 100 克，莲藕 50 克，胡萝卜 50 克，荷兰豆 50 克，南瓜 50 克，番茄 50 克，绿豆芽 10 克，黄瓜 10 克，干木耳 3 克

蔬菜类

膳食指南要求 50~100 克
实际摄入量 **100** 克（2 种）

推荐：山药 50 克，红薯 50 克

薯类

膳食指南要求 200~300 克
实际摄入量 **200** 克（5 种）

推荐：面粉 100 克，大米 30 克，黑米 30 克，小米 30 克，藜麦 10 克

谷类

荷塘小炒

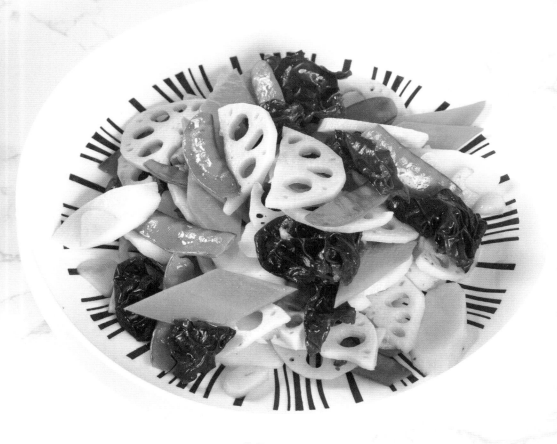

（早）

热量/人
91 千卡

材料 山药、莲藕、荷兰豆、胡萝卜各 150 克，干木耳 9 克。

调料 蒜片 10 克，盐 2 克。

做法

1 干木耳泡发，洗净，切小朵；胡萝卜洗净，切菱形片；莲藕洗净，去皮，横向一切为二，切薄片；山药洗净，去皮，斜刀切薄片；荷兰豆去老筋，洗净。

2 锅烧热水，依次将胡萝卜片、木耳、荷兰豆、莲藕片、山药片焯水。

3 锅置火上，倒油烧至六成热，放入蒜片爆香，放入所有食材，迅速翻炒 2 分钟至熟，加盐调味即可。

材料　茼蒿 300 克，熟松仁、熟花生米各 30 克。

调料　盐、香油各 2 克。

做法 ···

1　茼蒿择洗干净，下入沸水中焯 1 分钟，捞出，凉凉，沥干水分，切段。

2　取盘，放入茼蒿段，加盐和香油拌匀，撒上熟松仁和熟花生米即可。

双仁拌茼蒿

热量/人
154 千卡

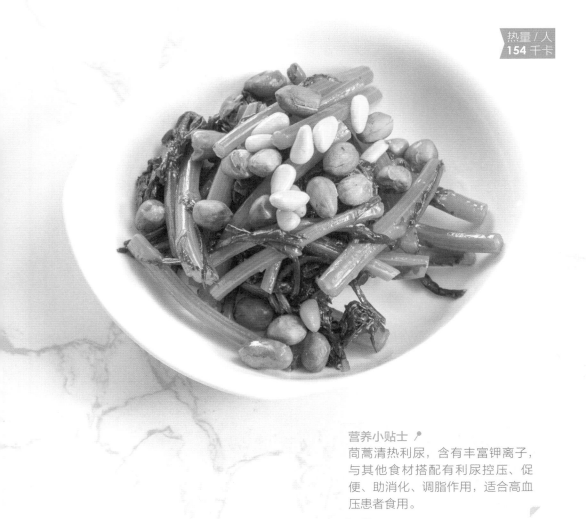

营养小贴士

茼蒿清热利尿，含有丰富钾离子，与其他食材搭配有利尿控压、促便、助消化、调脂作用，适合高血压患者食用。

番茄炖牛腩

午

热量/人
174 千卡

材料 牛腩、番茄各 150 克。

调料 酱油 3 克，盐 2 克，料酒、葱末、姜末各 5 克。

做法

1 牛腩洗净，切块，入冷水锅中焯一下，捞出备用；番茄洗净，去皮，一半切碎，另一半切块。

2 锅置火上，倒油烧至六成热，爆香姜末，放入番茄碎，大火翻炒几下之后转小火熬成酱。

3 加牛腩块、酱油、料酒、盐翻匀，倒入砂锅中，加水炖至熟烂，放番茄块炖 5 分钟，撒葱末即可。

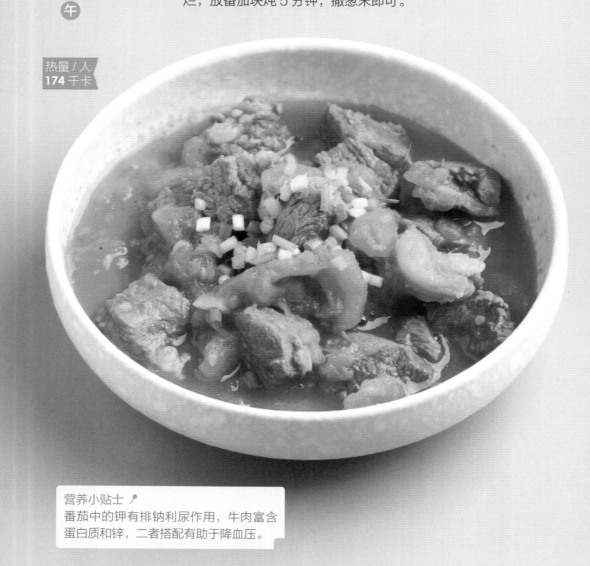

营养小贴士 🖋

番茄中的钾有排钠利尿作用，牛肉富含蛋白质和锌，二者搭配有助于降血压。

材料　手擀面 150 克，鸡胸肉 60 克，绿豆芽、黄瓜各 30 克。

调料　葱花、姜末、酱油、蒜末各 4 克，盐 2 克，白糖 3 克，醋 10 克，香油适量。

做法

1　手擀面用沸水煮至断生，捞出，过凉，见面条表面无水分时，淋上香油，用筷子拨动，以防面条粘连。

2　鸡胸肉洗净，切大块，放入沸水中煮熟，捞出凉凉后撕成丝；绿豆芽洗净，沸水焯至断生，凉凉；黄瓜洗净，切丝。

3　葱花、姜末、酱油、蒜末、盐、白糖、醋放入碗中拌匀制成味汁。

4　面条盛入碗中，放上鸡丝、绿豆芽、黄瓜丝，淋上拌匀的味汁即可。

鸡丝凉面

晚

热量 / 人
149 千卡

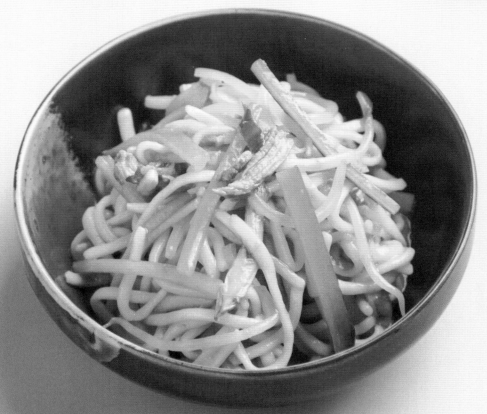

营养小贴士

鸡肉中含有较多的 B 族维生素，具有恢复体力、保护皮肤的作用，还对造血有较大帮助。高血压患者食用有滋阴补血的功效。

周五　　总热量 1734 千卡

早餐（471 千卡）

黑米面馒头

251 千卡

黑米面 20 克
面粉 50 克

牛奶

132 千卡

牛奶 200 克

家常炒菜花

27 千卡

菜花 50 克
胡萝卜 20 克
干木耳 3 克

蛋皮拌荠菜

61 千卡

荠菜 50 克
鸡蛋 2/3 个（约 33 克）

加餐（88 千卡）

西瓜

100 克

腰果

10 克

午餐（326 千卡）

黑椒牛肉荞麦面

238 千卡

牛肉、
荞麦面条
各 50 克
洋葱、柿子椒、红彩椒
各 10 克

凉拌油菜

14 千卡

油菜 100 克

蒜蓉蒸丝瓜

10 千卡

丝瓜 50 克

鸡蛋玉米山药羹

64 千卡

山药 50 克
玉米粒 10 克
鸡蛋 1/3 个（约 17 克）
胡萝卜 5 克

加餐（154 千卡）

无糖酸奶

200 克

晚餐（425 千卡）

田园蔬菜粥

180 千卡

大米 50 克
西蓝花、鲜香菇各 10 克
胡萝卜 5 克

玉米金枪鱼沙拉

56 千卡

黄瓜 30 克
胡萝卜 10 克
玉米粒、金枪鱼、
洋葱各 20 克

番茄烧豆腐

105 千卡

番茄 50 克
黄豆 25 克（相当于北
豆腐 73 克）

鲜虾芦笋

84 千卡

虾 80 克
芦笋 50 克

加餐（45 千卡）

葡萄

100 克

食物搭配 → 膳食指南要求：平均每天摄入 **12** 种以上食物，每周 **25** 种以上

实际摄入量：全天摄入食物共 **30** 种

膳食指南要求 **25~35** 克

实际摄入量 **35** 克（2 种）

推荐：黄豆 25 克（相当于北豆腐 73 克），腰果 10 克

大豆及坚果类

膳食指南要求 **300~500** 克

实际摄入量 **400** 克（2 种）

推荐：牛奶 200 克，无糖酸奶 200 克

奶及奶制品

膳食指南要求 **120~200** 克

实际摄入量 **200** 克（4 种）

推荐：虾 80 克，鸡蛋 1 个（约 50 克），牛肉 50 克，金枪鱼 20 克

动物性食物

膳食指南要求 **200~350** 克

实际摄入量 **200** 克（2 种）

推荐：西瓜 100 克，葡萄 100 克

水果类

膳食指南要求 **300~500** 克

实际摄入量 **493** 克（14 种）

推荐：油菜 100 克，芦笋 50 克，番茄 50 克，丝瓜 50 克，荠菜 50 克，菜花 50 克，胡萝卜 40 克，黄瓜 30 克，洋葱 30 克，西蓝花 10 克，鲜香菇 10 克，柿子椒 10 克，红彩椒 10 克，干木耳 3 克

蔬菜类

膳食指南要求 **50~100** 克

实际摄入量 **50** 克（1 种）

推荐：山药 50 克

薯类

膳食指南要求 **200~300** 克

实际摄入量 **250** 克（5 种）

推荐：大米 100 克，面粉 80 克，玉米粒 30 克，荞麦粉 20 克，黑米面 20 克

谷类

家常炒菜花

材料 菜花150克，胡萝卜60克，干木耳9克。

调料 葱段10克，蒜末5克，盐2克。

做法

1. 菜花洗净，切小朵，焯水；胡萝卜洗净，去皮，切花片，焯水；木耳用温水泡发洗净，焯水。

2. 锅置火上，倒油烧至六成热，煸香蒜末、葱段，放入菜花、胡萝卜片、木耳翻炒，加盐调味即可。

早

热量/人
27 千卡

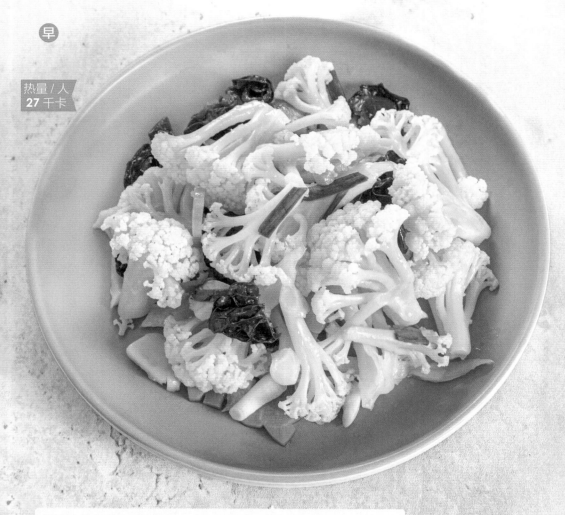

营养小贴士

菜花中的类黄酮能清除血管上沉积的胆固醇，防止血小板凝集，有效降低血液中胆固醇的含量，常食有利于调节血压。

材料 牛肉、荞麦面条各 150 克，洋葱、柿子椒、红彩椒各 30 克。

调料 蒜末 10 克，料酒 5 克，蚝油 3 克，淀粉 2 克，黑胡椒碎少许，生抽、盐适量。

做法

1 牛肉洗净，垂直于牛肉的纤维走向切成长条；洋葱、柿子椒、红彩椒切长条。

2 切好的牛肉条分次加少量水，用手抓揉，使牛肉条充分吸足水分，加入料酒、黑胡椒碎、蚝油、生抽，以及少量的淀粉拌匀上劲，腌 30 分钟。

3 荞麦面条入沸水中煮 2 分钟，捞出，过凉水，放入盘中。

4 锅内放油，六成热时，放入洋葱条煸炒至软，下入柿子椒条、红彩椒条，放少量盐调味，稍炒一下。

5 将洋葱条和柿子椒条、红彩椒条都拨到一边，下腌好的牛肉条，迅速翻炒，待牛肉一变色，就将之与洋葱条、柿子椒条、红彩椒条混合，快速炒匀，快速起锅摆盘即可。

黑椒牛肉荞麦面

午

热量/人
238 千卡

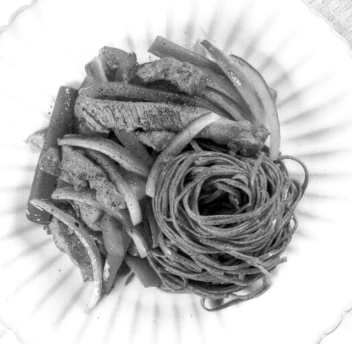

鸡蛋玉米山药羹

午

热量/人
64 千卡

材料 玉米粒 30 克，山药 150 克，胡萝卜 15 克，鸡蛋 1 个（约 50 克）。

调料 葱花 5 克，盐 2 克。

做法

1 山药洗净，去皮，切小块；胡萝卜洗净，切块；鸡蛋打散备用；玉米粒洗净。

2 锅内倒适量清水烧沸，加入山药块、胡萝卜块、玉米粒煮熟，再将蛋汁缓缓倒入，轻轻搅拌。

3 待水沸后，加盐调味，撒入葱花即可。

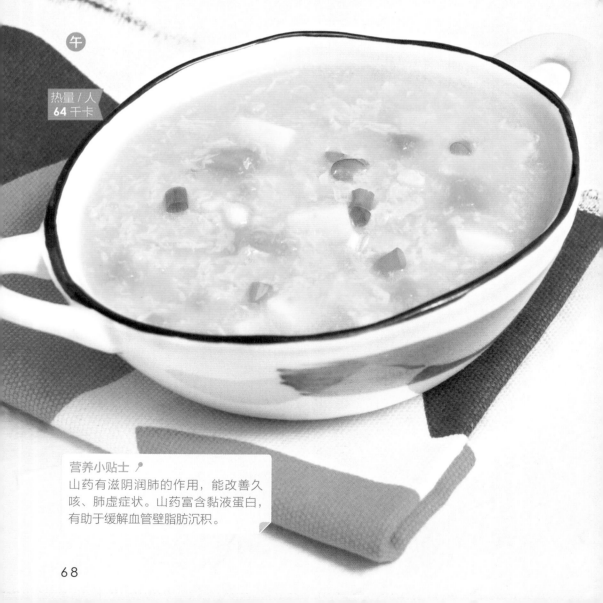

营养小贴士 🖊
山药有滋阴润肺的作用，能改善久咳、肺虚症状。山药富含黏液蛋白，有助于缓解血管壁脂肪沉积。

材料 黄瓜 90 克，玉米粒、金枪鱼罐头、洋葱各 60 克，胡萝卜 30 克。

调料 盐 1 克，柠檬汁 5 克。

做法

1 玉米粒煮熟，沥干水分；金枪鱼去掉多余的油；洋葱、胡萝卜、黄瓜均洗净，切小丁。

2 热锅中加油，倒入胡萝卜丁煸炒。

3 煸炒好的胡萝卜丁和金枪鱼、洋葱丁、黄瓜丁放入装有盛有玉米粒的大碗中，加入柠檬汁、盐拌匀即可。

玉米金枪鱼沙拉

晚

热量/人
56 千卡

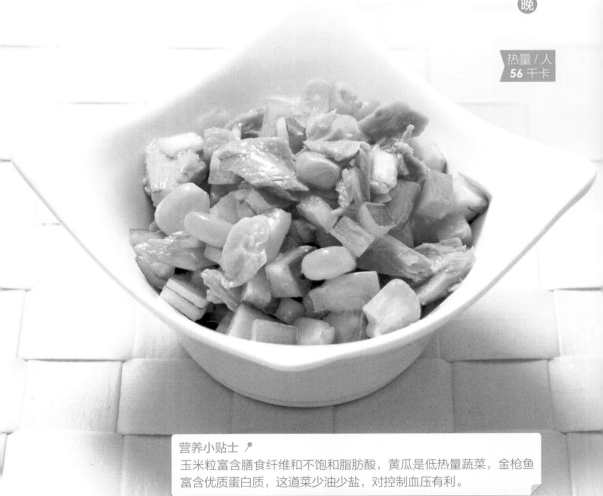

营养小贴士
玉米粒富含膳食纤维和不饱和脂肪酸，黄瓜是低热量蔬菜，金枪鱼富含优质蛋白质，这道菜少油少盐，对控制血压有利。

周六　总热量 1875 千卡

早餐（611 千卡）

玉米面发糕
307 千卡
玉米面、
红枣各 20 克
面粉 50 克

牛奶
132 千卡
牛奶 200 克

素炒合菜
102 千卡
芹菜 50 克
胡萝卜 40 克
绿豆芽 30 克
黄豆 20 克（相当于香干 45 克）

煮鸡蛋
70 千卡
鸡蛋 1 个
（约 50 克）

加餐（35 千卡）

菠萝
80 克

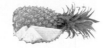

午餐（639 千卡）

南瓜薏米饭
397 千卡
大米 80 克
薏米 30 克
南瓜 50 克

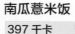

炫彩牛肉串
71 千卡
牛肉 50 克
柿子椒、红彩椒、
胡萝卜、洋葱、
鲜香菇各 10 克

银耳木瓜排骨汤
171 千卡
干银耳 3 克
木瓜、猪排骨
各 50 克

加餐（113 千卡）

无糖酸奶
100 克

松仁
5 克

晚餐（226 千卡）

红薯红豆汤
108 千卡
红薯 50 克
红豆 20 克

黄焖鸡
90 千卡
鸡腿 50 克
鲜香菇 40 克
柿子椒、洋葱各 10 克

蒜香空心菜
28 千卡
空心菜
150 克

加餐（26 千卡）

苹果
50 克

食物搭配

膳食指南要求：平均每天摄入 **12** 种以上食物，每周 **25** 种以上

实际摄入量：全天摄入食物共 **28** 种

膳食指南要求 25~35 克
实际摄入量 **25** 克（2 种）

推荐：黄豆 20 克（相当于香干 45 克），松仁 5 克

大豆及坚果类

膳食指南要求 300~500 克
实际摄入量 **300** 克（2 种）

推荐：牛奶 200 克，无糖酸奶 100 克

奶及奶制品

膳食指南要求 120~200 克
实际摄入量 **200** 克（4 种）

推荐：牛肉 50 克，鸡蛋 1 个（约 50 克），鸡腿 50 克，猪排骨 50 克

动物性食物

膳食指南要求 200~350 克
实际摄入量 **200** 克（4 种）

推荐：菠萝 80 克，木瓜 50 克，苹果 50 克，红枣 20 克

水果类

膳食指南要求 300~500 克
实际摄入量 **433** 克（10 种）

推荐：空心菜 150 克，胡萝卜 50 克，南瓜 50 克，芹菜 50 克，鲜香菇 50 克，绿豆芽 30 克，洋葱 20 克，柿子椒 20 克，红彩椒 10 克，干银耳 3 克

蔬菜类

膳食指南要求 50~100 克
实际摄入量 **50** 克（1 种）

推荐：红薯 50 克

薯类

膳食指南要求 200~300 克
实际摄入量 **200** 克（5 种）

推荐：大米 80 克，面粉 50 克，薏米 30 克，玉米面 20 克，红豆 20 克

谷类

素炒合菜

材料 绿豆芽 90 克，胡萝卜 120 克，芹菜 150 克，香干 135 克。

调料 葱段、姜末各 10 克，醋 5 克，香油 2 克，盐 1 克。

做法

1 绿豆芽、胡萝卜、芹菜、香干分别洗净，胡萝卜切丝，芹菜切段，香干切片。

2 锅内倒水烧沸，将芹菜段和绿豆芽分别焯水。

3 锅置火上，倒油烧至六成热，放入葱段和姜末爆香，依次放入香干片、芹菜段、胡萝卜丝、绿豆芽翻炒，加入醋提香，用香油和盐调味即可。

早

热量／人
102 千卡

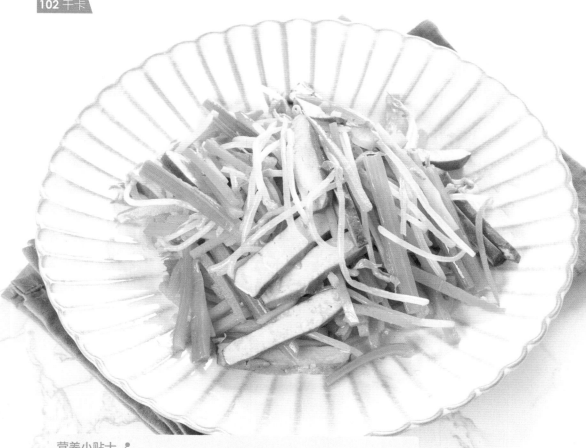

营养小贴士

这道菜有调脂降压、促便、提高免疫力的作用。做这道菜，不要放太多的油和盐，要尽量保持其清淡的口味和爽脆的特点。

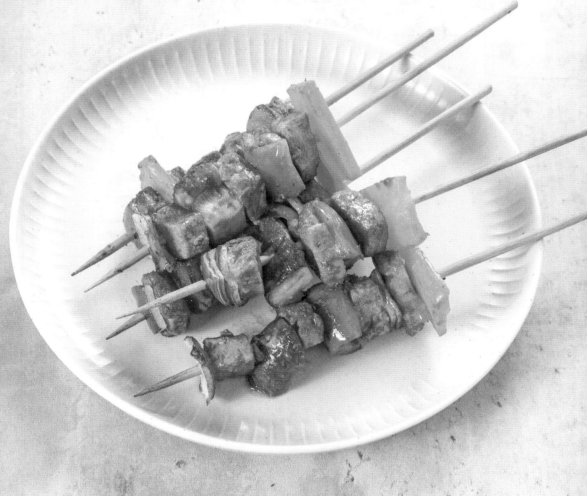

材料 牛肉150克，红彩椒、柿子椒、胡萝卜、洋葱、鲜香菇各30克。

调料 酱油3克，黑胡椒粉、大蒜粉、白糖各3克。

做法

1 牛肉洗净，沥干水分，切丁；竹扦放在清水里，浸泡约30分钟待用。

2 牛肉丁放入调盆内，加入酱油、黑胡椒粉、大蒜粉、白糖后抓匀，腌渍4小时，酱汁留用。

3 所有蔬菜洗净，红彩椒、柿子椒、鲜香菇、洋葱均切成块，胡萝卜切片。

4 用竹扦将腌好的牛肉丁与红彩椒块、柿子椒块、香菇块、胡萝卜片、洋葱块穿起，刷一层植物油待用。

5 预热电饼铛，在电饼铛里刷一层油，将牛肉串放入电饼铛，牛肉变色后翻面，继续煎烤另一面。

6 将熟时刷一次酱汁，再续烤2分钟即可。

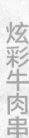

炫彩牛肉串

午

热量／人
71 千卡

银耳木瓜排骨汤

材料 猪排骨、木瓜各150克，干银耳9克。

调料 葱段、姜片各适量，盐2克。

做法

1 干银耳泡发，洗净，撕成小朵；木瓜去皮除子，切滚刀块；猪排骨洗净，切段，焯水备用。

2 汤锅加清水，放入猪排骨段、葱段、姜片同煮，大火烧开后放入银耳，转小火慢炖约1小时。

3 把木瓜块放入汤中，再炖15分钟，调入盐搅匀即可。

午

热量/人
171 千卡

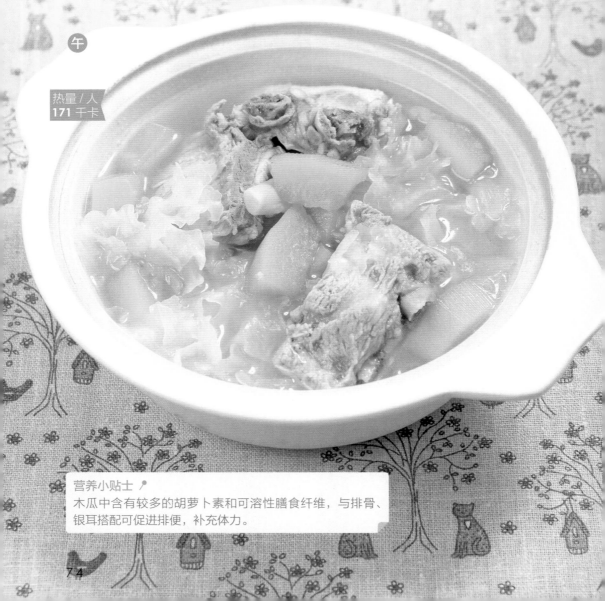

营养小贴士
木瓜中含有较多的胡萝卜素和可溶性膳食纤维，与排骨、银耳搭配可促进排便，补充体力。

材料　鸡腿 150 克，柿子椒、洋葱各 30 克，鲜香菇 120 克。

调料　料酒、姜片各 5 克，生抽 2 克，老抽、盐各 1 克，大料 1 个。

做法

1　鸡腿洗净，切块；鲜香菇洗净，切块；柿子椒洗净，去蒂及子，切块；洋葱洗净，切丝。

2　锅置火上，倒油烧至六成热，加入鸡块翻炒，加料酒、姜片、大料炒匀，加生抽、老抽上色，加鲜香菇块炒匀。

3　加水没过鸡块，大火烧开，小火焖 20 分钟，加盐，大火收汁，放入柿子椒块、洋葱丝翻炒至熟即可。

黄焖鸡

晚

热量／人
90 千卡

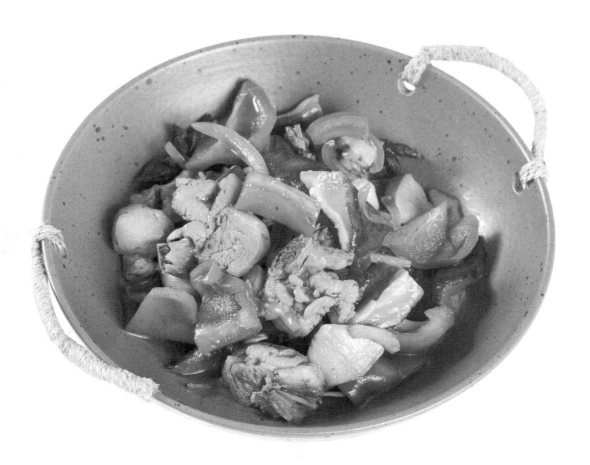

周日　总热量 1716 千卡

早餐（325 千卡）

胡萝卜虾仁小馄饨
188 千卡
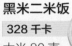
胡萝卜、
馄饨皮
各 50 克
虾仁 70 克

空心菜炝玉米
59 千卡

玉米粒、
空心菜各 50 克

菠菜蒸蛋
78 千卡
菠菜 30 克
鸡蛋 1 个
（约 50 克）

加餐（53 千卡）

苹果
100 克

午餐（554 千卡）

黑米二米饭
328 千卡
大米 80 克
黑米 15 克

菠萝炒肉
120 千卡
菠萝 100 克
猪肉 50 克
柿子椒、红彩椒各 10 克

芹菜炒绿豆芽
14 千卡
芹菜、
绿豆芽
各 50 克

百合芦笋汤
92 千卡
鲜百合、
芦笋各 50 克

加餐（77 千卡）

无糖酸奶
100 克

晚餐（482 千卡）

烤包子
128 千卡

面粉 20 克
羊肉 30 克
洋葱 50 克

白菜炖豆腐
108 千卡

大白菜 50 克
黄豆 25 克（相当于北
豆腐 73 克）

清炒扁豆丝
16 千卡
扁豆 50 克

奶香芋头粥
230 千卡
芋头 50 克
牛奶 200 克
大米 20 克

膳食指南要求：平均每天摄入 **12** 种以上食物，每周 **25** 种以上

实际摄入量：全天摄入食物共 **26** 种

膳食指南要求 25~35 克

实际摄入量 **25** 克（1 种）

推荐：黄豆 25 克（相当于北豆腐 73 克）

大豆及坚果类

膳食指南要求 300~500 克

实际摄入量 **300** 克（2 种）

推荐：牛奶 200 克，无糖酸奶 100 克

奶及奶制品

膳食指南要求 120~200 克

实际摄入量 **200** 克（4 种）

推荐：虾仁 70 克，鸡蛋 1 个（约 50 克），猪肉 50 克，羊肉 30 克

动物性食物

膳食指南要求 200~350 克

实际摄入量 **200** 克（2 种）

推荐：菠萝 100 克，苹果 100 克

水果类

膳食指南要求 300~500 克

实际摄入量 **500** 克（12 种）

推荐：扁豆 50 克，鲜百合 50 克，芦笋 50 克，芹菜 50 克，洋葱 50 克，空心菜 50 克，胡萝卜 50 克，大白菜 50 克，绿豆芽 50 克，菠菜 30 克，柿子椒 10 克，红彩椒 10 克

蔬菜类

膳食指南要求 50~100 克

实际摄入量 **50** 克（1 种）

推荐：芋头 50 克

薯类

膳食指南要求 200~300 克

实际摄入量 **235** 克（4 种）

推荐：大米 100 克，面粉 70 克，玉米粒 50 克，黑米 15 克

谷类

胡萝卜虾仁小馄饨

材料 虾仁 210 克，胡萝卜、馄饨皮各 150 克。

调料 盐 1 克，香油适量。

做法

1 虾仁洗净，切碎；胡萝卜洗净，去皮，切碎。

2 虾肉碎和胡萝卜碎放入碗中，加少许盐和香油拌匀，包入馄饨皮中。

3 锅中加水煮沸，下入小馄饨，煮至浮起熟透即可。

早

热量/人
167 千卡

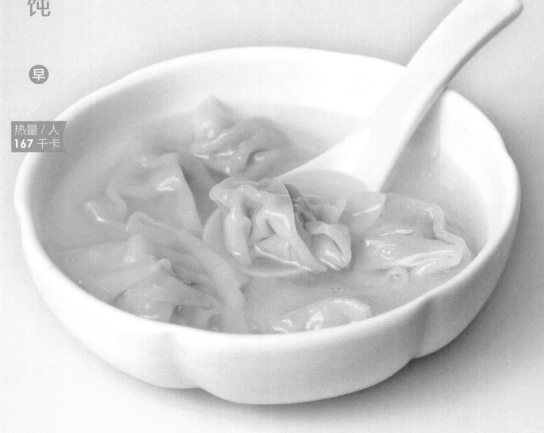

营养小贴士
胡萝卜含有膳食纤维，有助于促进肠道蠕动，通便防癌，与虾仁一起食用，可提高营养吸收。

材料　菠萝肉 300 克，猪肉 150 克，柿子椒、红彩椒各 30 克。

调料　醋、番茄酱、水淀粉各 5 克，盐 2 克。

做法

1　菠萝肉切块；猪肉洗净、切块，加入水淀粉拌匀；柿子椒、红彩椒洗净，切片。

2　油锅烧热，放入猪肉块炒至将熟，放入菠萝块、柿子椒片、红彩椒片，加入盐、醋、番茄酱炒匀，用水淀粉勾芡即可。

菠萝炒肉

午

热量/人
120 千卡

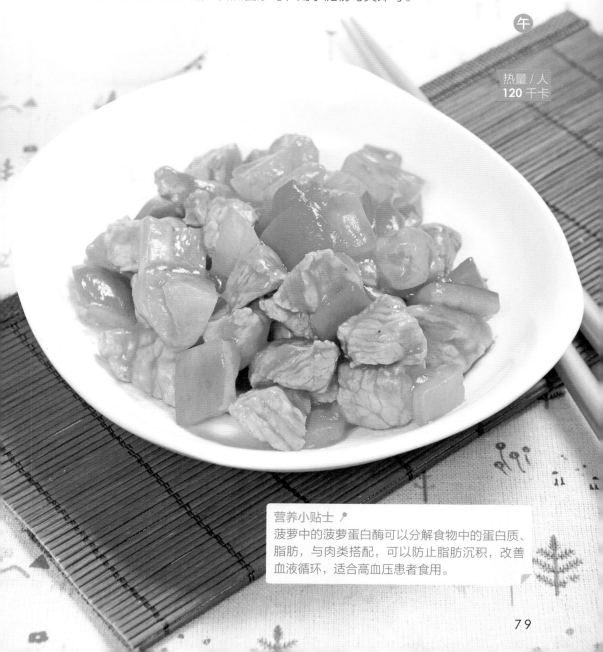

营养小贴士
菠萝中的菠萝蛋白酶可以分解食物中的蛋白质、脂肪，与肉类搭配，可以防止脂肪沉积，改善血液循环，适合高血压患者食用。

黑米二米饭

午

热量/人
328 千卡

材料 大米 240 克，黑米 45 克。

做法

1 黑米洗净，浸泡 2 小时；大米洗净，浸泡半小时。

2 黑米和大米一起放入电饭锅中，加入适量清水，按下"蒸饭"
键，跳键即可。

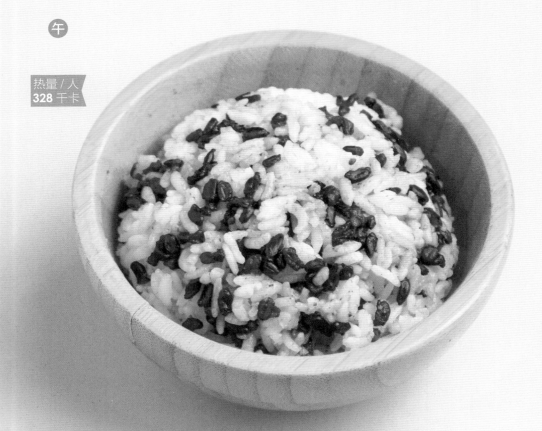

营养小贴士 🔖

黑米中富含黄酮类物质，有助于预防动脉粥样硬化。由于黑米口感
粗糙，可以在制作前浸泡一段时间。为了不让黑米中的色素流失，
可以在浸泡前把黑米轻轻淘洗干净，然后用清水浸泡，浸泡后的米
和水一起倒入锅中。

材料 大白菜150克，豆腐219克。

调料 葱段、姜片各5克，十三香3克，大料、酱油各适量。

做法

1 大白菜洗净，切片；豆腐洗净，切块。

2 锅内倒油烧热，放入葱段、姜片、大料炒香，加入大白菜片、酱油翻炒后，倒入适量清水没过大白菜，加入豆腐块。

3 大火烧开后转中火炖10分钟，加十三香调味即可。

白菜炖豆腐

晚

热量/人
108 千卡

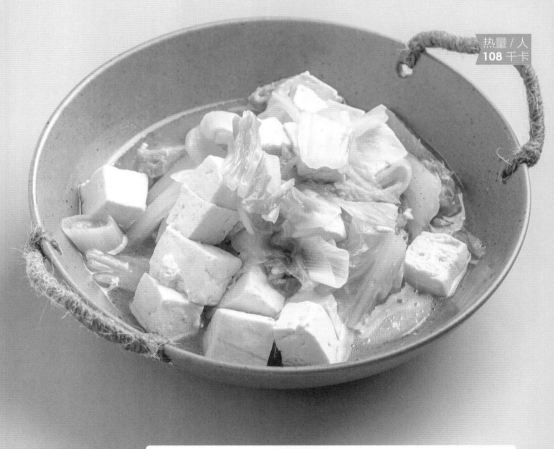

营养小贴士 🥄
大白菜和豆腐是好搭档，能取长补短。豆腐含有较多蛋白质，大白菜含有维生素C和膳食纤维，二者同食，既有助于降压，还能促进钙吸收。

特殊场合三餐饮食技巧

① 尽量多点蔬菜类菜品，以摄入充分的维生素和钾，有利于体内钙钾平衡。

② 少选腌制食物如咸鱼、腊肉、火腿、香肠、腌菜等。如果点的是套餐，则最好少吃或不吃其中的咸菜。

在外就餐时如何避免摄入过多盐

③ 豆瓣酱、甜面酱等酱类作料中也含有大量盐，最好不选蘸酱菜。

⑥ 尽量不点炒饭、炒饼、盖浇饭等加入了油和盐的主食，以清淡的粥、杂粮饭为宜。

⑤ 夹菜的时候尽量沥去汤汁，而且不要吃汤泡饭，因为汤汁中含有较多的盐分。

④ 吃火锅的时候尽量选清汤锅底，多涮蔬菜，少蘸麻酱。

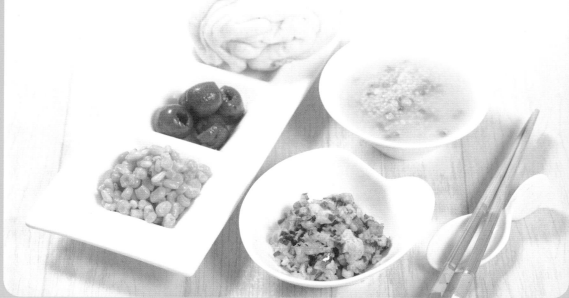

偶尔吃了高盐食物，要多补水和钾来"解救"

吃盐过多是导致高血压的一个重要饮食因素，还会加重肾脏负担，因此在高血压的饮食治疗中，低盐饮食是第一要务。

刚开始进行饮食疗法的时候，限盐往往不能一步到位，需要慢慢减少。可以制订一个适合自己的减盐计划，比如以2周为限，逐渐将每日食盐量减至5克以下。

但是如果在外进餐或者赴宴的时候，不小心吃了高盐食物怎么办？这就需要掌握一些小技巧，及时补救。

多喝水

如果吃咸了，细胞内的水分会减少，引起口渴，这时要多喝点温的白开水，及时补充细胞内的水分，也可以喝柠檬水，但是不要喝含糖饮料，因为过多的糖分反而会加重口渴。

吃含钾多的蔬果

蔬菜中钾的含量较高，比如菠菜、黄瓜等，可以促进盐分排出。

梨、苹果等水果含钾量较高，吃盐多的时候可以适当多吃一些，以利于排钠。

香蕉中钾含量非常丰富，但是糖分含量也较高，血糖正常者可以食用，血糖高者要少吃。

喝不加糖的淡豆浆

豆浆中90%以上是水分，还含有较多的钾，可以促进钠的排出，但是喝的时候不要加糖。此外，豆类钾含量相对较高，也可以喝点红豆汤、绿豆汤来缓解。

一顿吃咸了，接下来的一两天饮食就要尽量清淡。而且高血压患者一定要养成低盐饮食的习惯，千万不要吃得太咸！平时也可以选低钠盐代替普通盐。

高脂高热量饮食后，下一顿吃点清淡、低热量的食物

高脂高热量饮食，也是高血压患者的一个禁忌。但是在特殊的节日里，少不了大鱼大肉，这时高血压患者就要适当摄入一些助消化、解油腻的食物。

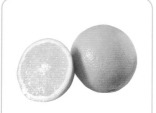

橙子

饱食后喝一杯橙汁，橙汁所含的有机酸能促消化、解油腻

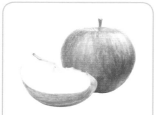

苹果

含丰富的膳食纤维，能促进肠道蠕动，促消化

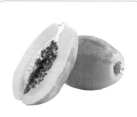

木瓜

含有独特的木瓜酶，不仅可分解蛋白质、碳水化合物，也可分解脂肪

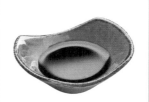

醋

大鱼大肉吃多了，可适量喝点醋有助于消化

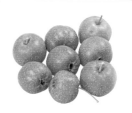

山楂

促进肠蠕动，助消化，还可增强胃蛋白酶活性，所含的脂肪酶能促进脂肪分解，可消食化积，尤其能帮助消化肉类

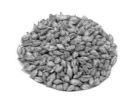

大麦

用大麦泡茶喝，能促进肠蠕动，加快消化速度，减少油腻食物在体内的停留时间

吃肉之前先吃点蔬菜或喝一碗粥，能增强饱腹感，这样胃内留给肉类等高脂高热量食物的空间就小了，自然就吃得少了。

选对三餐食物，营养均衡、血压不蹿高

谷薯豆类食物，控制好量

每天摄入全谷物和杂豆 50~150 克

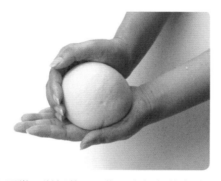

一个手掌可以托住，五指可以抓起的杂粮馒头（熟）约 150 克，约 100 克面粉

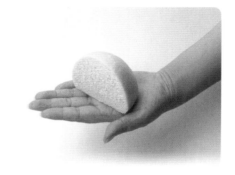

1/2 个馒头（熟）约 75 克

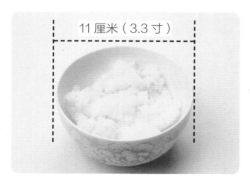

标准碗半碗米饭约 125 克，约 50 克生大米

每天摄入薯类 50~100 克

生土豆去皮切块后，标准碗大半碗约 100 克

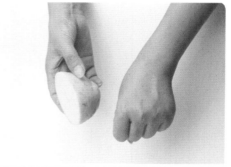

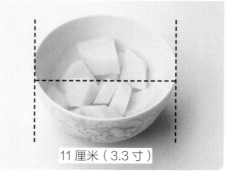

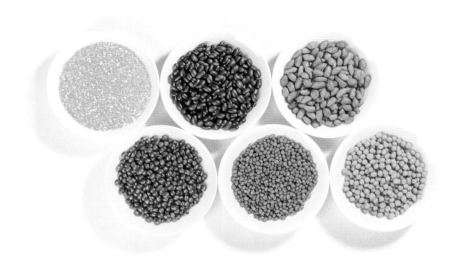

多种颜色杂粮搭配着吃

五谷杂粮颜色丰富：黑、红、黄、绿、白。我们在三餐饮食中也要注意多种颜色的五谷杂粮搭配着吃。

一般来说，每次搭配2~5种较适宜。如高粱和红豆，二者可以搭配大豆一起食用；绿豆清热利尿，白色的大米、薏米可以润肺清热，适合搭配食用；小米色黄，常食能补脾益胃，黄色的玉米也补益脾胃，与大米搭配食用，食疗效果较好。

把薯类当主食吃

要想真正发挥薯类的优势，应该把它们当主食吃，就是不加盐、油、糖，采取蒸、煮、烤等方式制作，比如烤箱烤红薯、蒸土豆等。

如果主食中加油盐，炒菜时就要少放

高血压患者食用主食时要注意一个问题，有些主食在制作过程中会加入油和盐，如各种饼、包子、花卷、面条、炒面、炒饼、炒饭等，其中所含的油量和盐量不容忽视。

如果吃这样的主食，那么在烹调菜肴过程中就要注意减去这部分油和盐的用量，以控制油盐总摄入量。

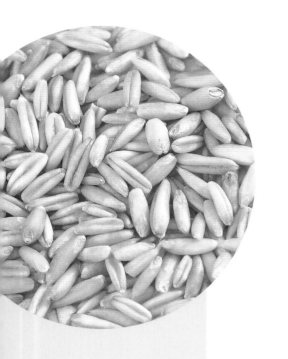

燕麦
促进代谢，辅助降压

降血压原理

燕麦含有的膳食纤维具有吸附钠的作用，促使人体内多余的钠随粪便排出体外，从而辅助降血压。燕麦还有助于降低血液中的胆固醇与甘油三酯，预防高血压并发血脂异常。

三餐营养搭配

燕麦 + 南瓜
健脾补虚，调脂降压

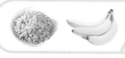

燕麦 + 香蕉
保钾排钠，促进代谢

三餐健康吃法

1. 燕麦一次不宜吃太多，吃多了会引起胃痛、腹胀等不适感。

2. 即食燕麦片烹煮的时间不宜过久，否则会损失过多营养。另外，一定要选原味即食燕麦片。

麦片南瓜粥

热量／人
155 千卡

材料 大米 70 克，原味燕麦片 50 克，南瓜 150 克。

做法

1 大米洗净，用水浸泡 30 分钟；南瓜去皮去瓤，洗净，切小块。

2 锅内加适量清水烧开，加大米，煮开后转小火。

3 煮 20 分钟，加南瓜块、燕麦片煮 10 分钟。

营养小贴士 🔖
南瓜和燕麦片都富含膳食纤维和钾，能促进人体内的胆固醇和钠的排出。

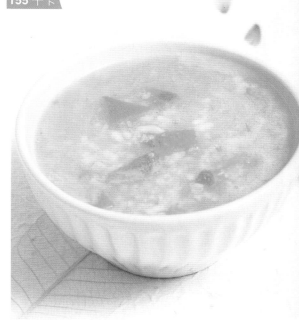

燕麦香蕉卷饼

热量／人
224 千卡

材料 香蕉 1 根（100 克），面粉 100克，原味燕麦片 40 克，杏仁粉5 克，去核红枣 20 克。

调料 盐 2 克。

做法

1 香蕉去皮，切成碎。

2 燕麦片、杏仁粉、面粉、盐均匀混合后，加入香蕉碎和适量水搅拌成糊。

3 面糊分成若干小份，在平底锅中倒入面糊，摊开，小火煎熟即为饼皮。

4 红枣放入料理机中，加适量水打成泥，将红枣泥均匀涂在饼皮上，卷起来即可。

营养小贴士 🔖
红枣用温水泡一下，便于料理打泥。燕麦片要选择原味的，更健康。

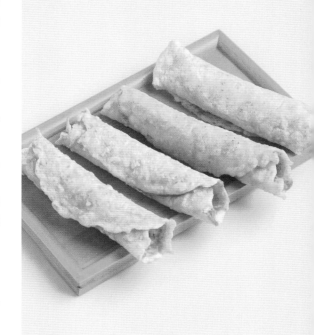

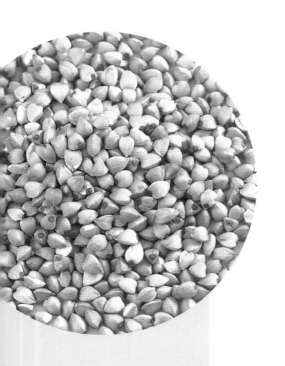

荞麦
抗氧化，
有助于降血压

热量及主要营养素
（每100克含量）

热量 ………… 337 千卡
脂肪 ………… 2.3 克
蛋白质 ………… 9.3 克
糖类 ………… 73.0 克

推荐用量
每天宜吃 50 克

降血压关键词
芦丁、钾

降血压推荐吃法
煮粥、做面食

降血压原理

荞麦中含有的芦丁能够抑制血压上升，还具有抗氧化作用。此外，其所含的钾可促进钠的排出，有助于降血压。

三餐营养搭配

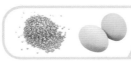

荞麦 + 鸡蛋
营养互补

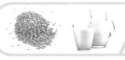

荞麦 + 牛奶
清热，利尿，降压

三餐健康吃法

最简单直接的食用方法就是将荞麦搭配绿豆、小米等煮成粥喝，营养更全面，更容易被吸收。

荞麦蒸饺

午 晚

热量／人
204 千卡

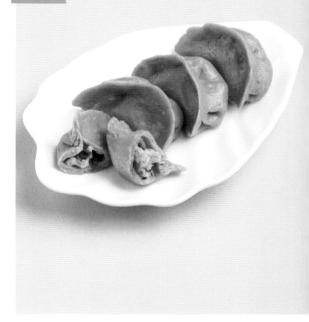

材料 荞麦粉100克，面粉50克，韭菜100克，鸡蛋1个（约50克）。

调料 姜末、香油各适量，盐2克。

做法

1 鸡蛋打入碗内，打散，煎成蛋饼，铲碎；韭菜择洗干净，切末。

2 鸡蛋碎、韭菜末、姜末放入盆中，加盐、香油拌匀，调成馅。

3 荞麦粉、面粉放入盆内，用温水和成软硬适中的面团，下剂，擀成饺子皮，包入馅，收边捏紧，做成饺子生坯，送入烧沸的蒸锅，中火蒸20分钟即可。

牛奶荞麦饮

早 晚

热量／人
190 千卡

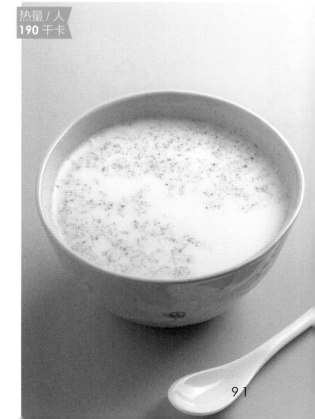

材料 荞麦100克，牛奶300克，鸡蛋1个（约50克）。

做法

1 荞麦洗净，沥干，放入锅中炒至香脆，取出研末，放碗中备用。

2 鸡蛋打入碗内，淋入沸水，烫成蛋花备用。

3 热好的牛奶倒入碗中，放入荞麦末、蛋花搅匀即可。

营养小贴士
炒荞麦时，一定要不断翻炒和摇动锅，当大部分荞麦变成金色，颗粒变饱满时关火放凉即可。

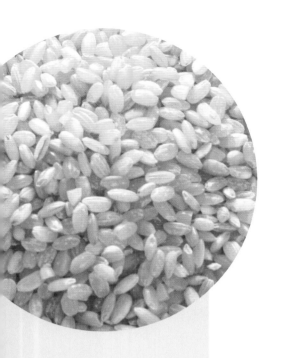

糙米
加速钠的代谢

热量及主要营养素

（每100克含量）

热量 …… 348 千卡

脂肪 …… 2.7 克

蛋白质 …… 7.7 克

糖类 …… 75.0 克

推荐用量

每天宜吃 50 克

降血压关键词

膳食纤维、钾

降血压推荐吃法

蒸饭、煮粥、打糊

降血压原理

糙米含有丰富的膳食纤维，可以帮助人体吸附钠元素，促进人体排出钠，从而起到降血压的作用。

三餐营养搭配

糙米 + 南瓜
加速钠代谢

糙米 + 红豆
控糖，降血压

三餐健康吃法

糙米口感较粗，质地紧密，因此在煮前将糙米用冷水浸泡一夜，用高压锅煮半小时以上，能更好地促进营养吸收，减轻肠胃负担。

糙米南瓜粥

材料　糙米 100 克，南瓜 120 克，干百合 15 克。

做法

1　干百合泡软，洗净；南瓜去皮、瓤，洗净，切块；糙米洗净，浸泡 4 小时。

2　锅内加适量清水烧开，加入糙米，大火煮开，15 分钟后加入南瓜块，转小火熬煮至粥快熟时加百合，煮 5 分钟即可。

营养小贴士 🖊

糙米搭配南瓜，可帮助身体排出多余的钠，有利于稳定血压。

热量/人
143 千卡

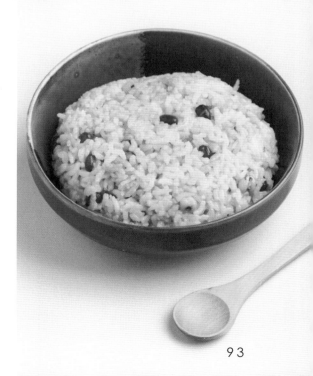

红豆薏米糙米饭 午

材料　糙米 80 克，薏米、红豆各 40 克。

做法

1　薏米、糙米、红豆分别淘洗干净，用清水浸泡 2~3 小时。

2　把薏米、红豆和糙米一起倒入电饭锅中，倒入没过米面 2 个指腹的水，盖上锅盖，按下"蒸饭"键，蒸至电饭锅提示米饭蒸好即可。

营养小贴士 🖊

薏米红豆糙米饭含膳食纤维、钙、钾等，这些营养素都能对抗血压升高。另外，薏米红豆糙米饭还有通便作用，可预防因排便用力而引起的血压升高。

热量/人
184 千卡

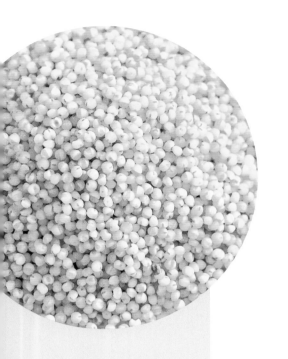

小米
利尿降压

降血压原理

小米所含的 B 族维生素、膳食纤维及钙等多种营养成分，能起到抑制血管收缩、降血压的作用。此外，小米对脾胃虚弱、消化不良、小便不利的高血压患者可起到调养身体的作用。

三餐营养搭配

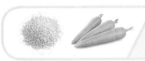

小米 + 胡萝卜
明目降压

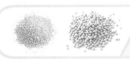

小米 + 黄豆
健脾开胃，预防便秘

三餐健康吃法

小米可以熬粥，也可以蒸饭。同时小米也适合与大米、红豆、绿豆等一起熬粥或蒸饭。吃这样的主食对于控制体重很有帮助。

胡萝卜小米粥

材料　小米 60 克，胡萝卜 30 克。

做法

1. 小米洗净；胡萝卜洗净，切小丁。
2. 小米放入锅中，加适量水，大火煮开。
3. 加入胡萝卜丁，转小火熬煮至熟即可。

营养小贴士 ✐
胡萝卜搭配小米，能提供丰富的胡萝卜素、B 族维生素，具有降压、通便、明目和养胃作用。

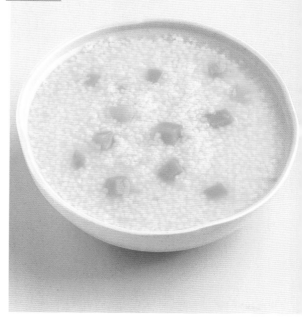

杂粮馒头

材料　小米面 100 克，黄豆面 30 克，面粉 50 克，酵母 5 克。

做法

1. 酵母用温水化开并调匀；小米面、黄豆面、面粉倒入容器中，慢慢加酵母水和适量清水搅拌均匀，揉成表面光滑的面团，醒发 40 分钟。
2. 醒发好的面团搓粗条，切成大小均匀的面剂子，逐个团成圆形，制成馒头生坯，送入烧开的蒸锅蒸 15~20 分钟即可。

营养小贴士 ✐
在发酵馒头等主食时，有时会添加碱，这在无形中增加了钠的摄入量，应改用酵母来制作。

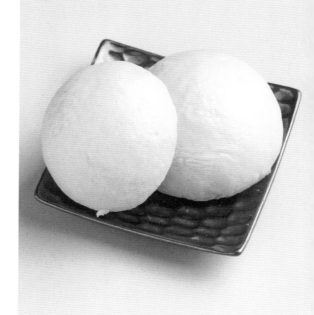

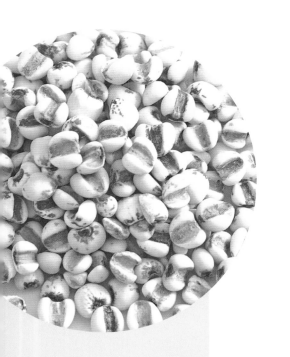

薏米
调脂降压

热量及主要营养素

（每 100 克含量）

热量 …………… 361 千卡
脂肪 …………… 3.3 克
蛋白质 ………… 12.8 克
糖类 …………… 71.1 克

推荐用量

每天宜吃 30 克

降血压关键词

B 族维生素、膳食纤维

降血压推荐吃法

煮粥、炖汤、蒸饭

降血压原理

薏米富含 B 族维生素及膳食纤维等营养成分，具有较好的降脂祛湿、健脾养胃、清热润肺等功效，尤其适合脾胃虚弱的高血压患者食用。

三餐营养搭配

薏米 + 枸杞子
滋补肝肾

薏米 + 冬瓜
健脾祛湿，调节血脂

三餐健康吃法

煮薏米粥时，先用大火把水烧开，放入泡好的薏米，再转小火慢熬，这样熬出的粥又香又糯，特别好喝。

薏米枸杞粥

材料 薏米 100 克，糯米 60 克，枸杞子 10 克。

做法

1 薏米、糯米分别淘洗干净，用清水浸泡 3 小时；枸杞子洗净。

2 锅置火上，倒入适量清水烧开，下入薏米、糯米，大火烧开后转小火煮至米粒九成熟，放入枸杞子煮至米粒熟透即可。

营养小贴士 🖊
枸杞子有滋补肝肾的功效，常用于高血压病的调养，有助于缓解由高血压引起的精神不振、头晕耳鸣等症状。

热量/人
199 千卡

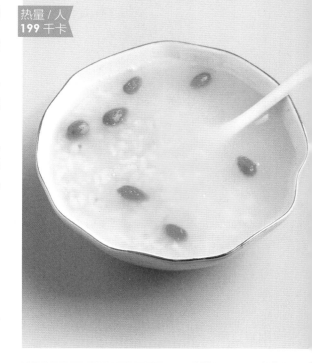

冬瓜薏米瘦肉汤 午

材料 薏米 50 克，冬瓜 200 克，猪瘦肉 150 克。

调料 葱段、姜片各 10 克，盐、香油各适量。

做法

1 薏米淘洗干净，用清水浸泡 3 小时；冬瓜去瓤和子，洗净，带皮切成块；猪瘦肉洗净，切块。

2 砂锅置火上，放入葱段、姜片、薏米、瘦肉块，倒入适量清水，大火烧开后转小火煮 1 小时，加入冬瓜块煮至透明，用盐调味，淋上香油即可。

营养小贴士 🖊
冬瓜有利湿健脾的功效，与薏米搭配，适合脾胃虚弱的高血压患者食用，在降血压的同时还能消除水肿。

热量/人
293 千卡

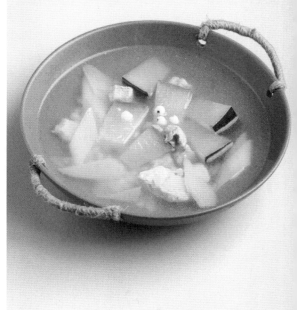

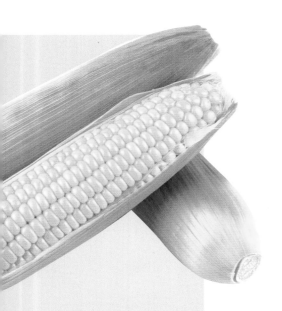

鲜玉米
保持血管弹性

热量及主要营养素

（每100克含量）

热量	112 千卡
脂肪	1.2 克
蛋白质	4.0 克
糖类	22.8 克

推荐用量

每天宜吃 100 克

降血压关键词

维生素 E、亚油酸

降血压推荐吃法

蒸煮、打浆

降血压原理

玉米中所含的亚油酸和维生素 E 有协同作用，可降低血液胆固醇浓度并防止其沉积于血管壁，有助于保持血管弹性、降血压。

三餐营养搭配

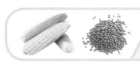

玉米 + 绿豆
降脂减肥

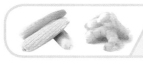

玉米 + 虾仁
补钾补钙

三餐健康吃法

蒸、煮玉米虽然也会损失部分维生素 C，但相较其他烹饪方式，能保存更多的营养成分。

玉米绿豆粥　　早　晚

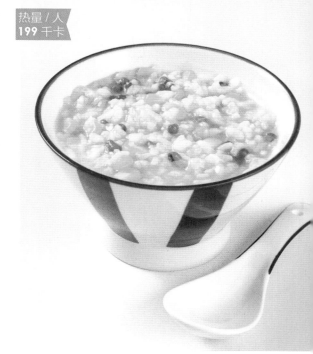

热量/人 199 千卡

材料　玉米粒 100 克，绿豆 50 克，糯米 30 克。

做法

1　绿豆、玉米粒、糯米洗净，绿豆、糯米用水浸泡 4 小时。

2　锅内放适量清水烧开，加玉米粒、绿豆和糯米，大火煮开后转小火，熬煮 40 分钟即可。

营养小贴士

玉米和绿豆搭配食用，有较好的减肥清肠作用，夏天食用还能消暑。

什锦玉米　　午

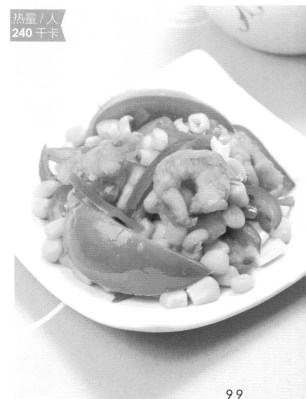

热量/人 240 千卡

材料　熟玉米粒 200 克，番茄 50 克，虾仁、芹菜、柿子椒各 25 克。

调料　橄榄油、柠檬汁、胡椒粉各适量，盐 2 克。

做法

1　番茄洗净，切瓣；虾仁洗净，焯熟；芹菜择洗干净，入沸水中焯 2 分钟，捞出，凉凉，沥干水分，切丁；柿子椒洗净，去蒂除子，切丝。

2　取盘，放入熟玉米粒、番茄瓣、熟虾仁、芹菜丁和柿子椒丝，用橄榄油、柠檬汁、盐、胡椒粉调味即可。

营养小贴士

玉米粒、番茄、芹菜一起搭配食用，有助于降低血液黏稠度。

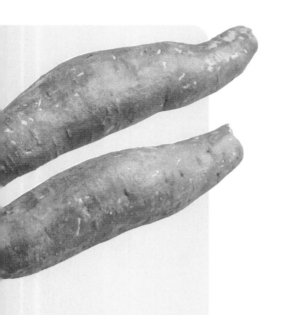

红薯
保持血管弹性

热量及主要营养素

（每100克含量）

热量 ………… 90 千卡
脂肪 ………… 0.2 克
蛋白质 ………… 0.7 克
糖类 ………… 15.3 克

推荐用量
每天宜吃 50~100 克

降血压关键词
黏蛋白、膳食纤维

降血压推荐吃法
蒸煮

降血压原理

红薯切开后会渗出白色的浆状物质，这种物质就是黏蛋白，它能保护黏膜，促进胆固醇排泄，保持血管弹性，有助于降血压。

红薯还富含膳食纤维，有助于促进胆固醇排出体外，预防脑动脉硬化。

三餐营养搭配

红薯 + 大米
帮助消化，促进营养吸收

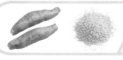

红薯 + 小米
控血糖、降血压

三餐健康吃法

红薯与谷类热量和碳水化合物相差较多，用薯类代替主食时，大致按照 4：1 的比例（均指生重）。

蒸红薯

早 午 晚

热量/人
86 千卡

材料　红薯 300 克。

做法

1 红薯洗净，放入凉水锅中，备用。

2 开大火隔水蒸 10 分钟后，改用小火蒸 15 分钟。可以用筷子扎一下，能轻松插入即可。

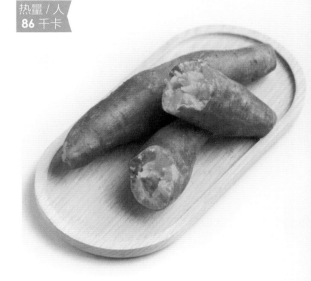

营养小贴士 🖊

红薯膳食纤维含量丰富，蒸食或煮食能更好地保留其所含的膳食纤维和维生素 C，预防和缓解高血压患者便秘。

红薯菜饭

早 晚

热量/人
208 千卡

材料　大米 150 克，油菜 80 克，红薯 100 克，虾仁 20 克。

调料　姜末、鸡汤各适量，盐 1 克。

做法

1 大米洗净，沥干待用；油菜洗净，切块；红薯洗净，去皮，切小块；虾仁洗净，沥干，切碎。

2 锅中倒油烧热，放入虾碎和姜末炒香，放入大米同炒，炒至透明；加入鸡汤，没过米饭即可；红薯块放在米饭上；加盖转小火焖至水干红薯块熟，放入油菜块炒软，加入适量盐炒匀即可。

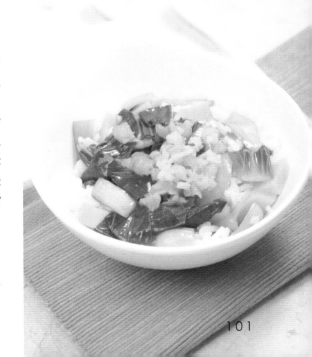

营养小贴士 🖊

红薯和大米一起食用，可以减轻食用红薯后出现的胀气、反酸等症状。

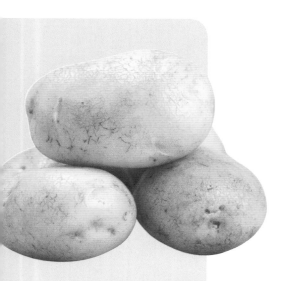

土豆
促进钠排出

热量及主要营养素

（每100克含量）

热量 ………… 81千卡
脂肪 ………… 0.2克
蛋白质 ………… 2.6克
糖类 ………… 17.8克

推荐用量

每天宜吃100克

降血压关键词

钾

降血压推荐吃法

蒸煮、凉拌

降血压原理

土豆富含钾，每100克土豆中的钾含量高达347毫克，有助于将钠排出体外，防止血压升高。

三餐营养搭配

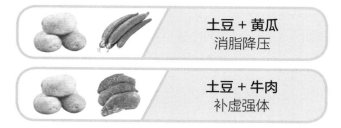

土豆 + 黄瓜
消脂降压

土豆 + 牛肉
补虚强体

三餐健康吃法

熟土豆汁有利于补钾，对于血钾低者，或高血压患者均有益处。土豆洗干净后，带皮切成圆片放入锅中，加入水，煮开后撇去浮沫，转小火煮1小时，再用滤纸过滤煮好的土豆汁，早晚各饮用1杯。

土豆沙拉

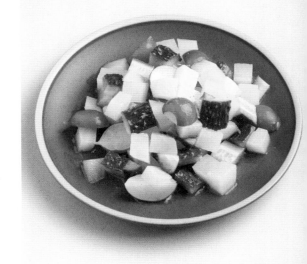

热量／人
50 千卡

材料 土豆150克，小萝卜、黄瓜各100克。

调料 橄榄油5克，醋、胡椒粉各适量，盐1克。

做法

1 土豆洗净去皮，切小块，用清水浸泡5分钟，沸水煮熟；小萝卜和黄瓜洗净，切块。

2 土豆块、小萝卜块、黄瓜块一起放入碗中，加橄榄油、醋、盐、胡椒粉搅拌均匀即可。

土豆胡萝卜炖牛肉 午

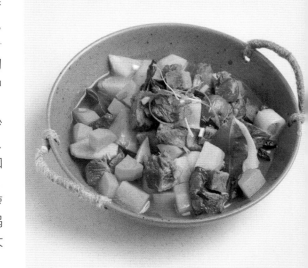

热量／人
180 千卡

材料 牛肉250克，土豆、胡萝卜各200克。

调料 料酒、葱段、姜片、酱油各8克，大料1个，山楂2个，香叶2片，盐4克，香菜段5克。

做法

1 土豆、胡萝卜分别洗净，去皮，切块；牛肉洗净，切小块，放入凉水中用大火煮开，捞出。

2 锅中倒油加热，放入姜片和葱段炒香，放牛肉块翻炒均匀，加入料酒、酱油、大料、香叶和山楂炒匀，再加适量水大火烧开，转小火煮30分钟。

3 另起锅入油加热，放入土豆块和胡萝卜块翻炒2分钟，然后倒入牛肉锅中一起再炖15分钟，最后加盐，大火收汁，撒上葱段、香菜段即可。

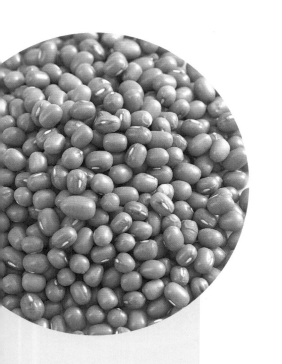

绿豆
利尿排钠

热量及主要营养素

（每100克含量）

热量 ………… 329 千卡
脂肪 ………… 0.8 克
蛋白质 ………… 21.6 克
糖类 ………… 62.0 克

推荐用量
每天宜吃 25 克

降血压关键词
钾

降血压推荐吃法
煮粥、煲汤

降血压原理

绿豆富含钾，有利尿功效，从而减小血液对血管壁的压力，起到辅助降压的作用。

三餐营养搭配

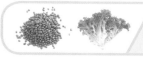
绿豆 + 生菜
减脂降压

绿豆 + 荸荠
清热生津，降血压

三餐健康吃法

煮绿豆时应不时地用汤勺搅拌一下，以免煳锅，加入荷叶、菊花，降压降脂效果会更明显。

绿豆煎饼馃子

材料 绿豆面、生菜各 50 克，面粉 150 克，鸡蛋 3 个（约 150 克）。

调料 甜面酱、葱花各适量。

做法

1. 绿豆面、面粉混合均匀后，边搅拌边加入适量水，搅至面糊均匀；生菜洗净，撕小片。
2. 平底锅刷薄薄一层油，向锅内舀入适量面糊，均匀摊开至薄薄一层，调小火。
3. 面糊凝固后，加入一个鸡蛋，使蛋液均匀铺在面饼上面，翻面，煎至饼熟。
4. 饼上有鸡蛋的一面撒上葱花，涂上甜面酱，卷入生菜片即可。

热量 / 人
325 千卡

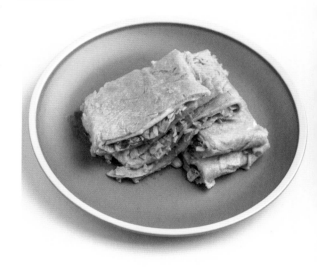

荸荠绿豆粥

材料 荸荠 150 克，绿豆 50 克，大米 30 克。

调料 冰糖、柠檬汁各适量。

做法

1. 荸荠洗净，去皮，切碎；绿豆洗净，浸泡 4 小时后蒸熟；大米淘洗干净，浸泡 30 分钟。
2. 锅置火上，倒入荸荠碎、冰糖、柠檬汁和清水，煮成汤水。
3. 另取锅置火上，倒入适量清水烧开，加大米煮熟，加入蒸熟的绿豆稍煮，倒入荸荠汤水搅匀即可。

营养小贴士 🖋
绿豆和荸荠一起食用，有清肝火的功效，可以平抑肝阳，防止血压升高。

热量 / 人
120 千卡

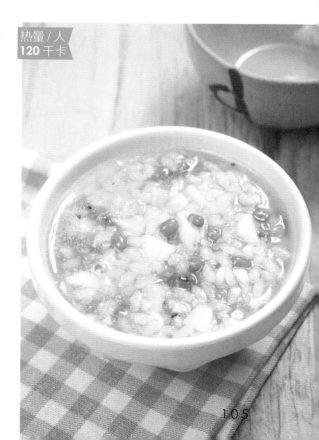

蔬菜，每天至少 5 种

每天至少 5 种，种类越丰富越好

血管硬化是导致心脑血管疾病的主要原因之一，多吃蔬菜，尤其是绿叶蔬菜有助于软化血管，预防心脑血管疾病。

蔬菜可以分叶菜、瓜茄、菌菇、根茎类等多种，不同种类的蔬菜营养成分不尽相同，每天 300~500 克的量不应是单单一种或两种蔬菜，种类应该尽量多一些，既可避免口味单调，又能摄取多种营养成分。一般来说，500 克蔬菜最好来自 3~5 种，种类越丰富越好。

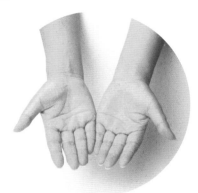

双手并拢，可以托起的量即为一捧（约 100 克），多用来衡量叶菜类蔬菜

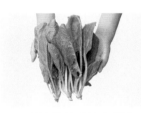

双手捧菠菜（约 3 棵）
≈ 100 克

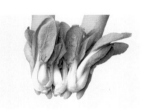

双手捧油菜（约 3 棵）
≈ 100 克

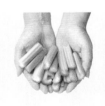

双手捧芹菜段
≈ 100 克

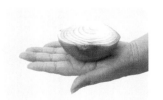

手心托半个洋葱
≈ 80 克

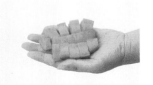

单手捧胡萝卜块
≈ 70 克

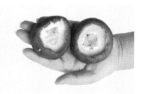

手掌放两朵鲜香菇
≈ 50 克

低热高纤的"312"搭配

为了便于搭配，不妨把每天应食的 300~500 克蔬菜分成 6 份，然后按照"312"的配比来划分。"312"搭配法具有低热量、低糖、高膳食纤维的特点。

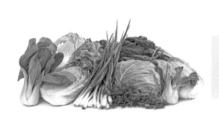

3

菠菜、油菜、小白菜、茼蒿、豌豆苗等

深绿色叶菜 200~250克

菌藻类 70~80克

1

木耳、银耳、海带、裙带菜、香菇、草菇、平菇等

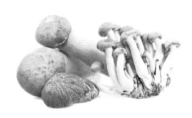

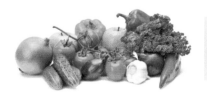

2

胡萝卜、南瓜、番茄、紫甘蓝、洋葱、苦瓜等

其他蔬菜 130~170克

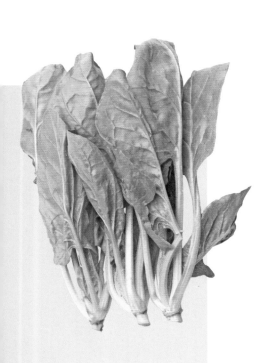

菠菜
保护血管

降血压原理

菠菜富含钾，能限制钠内流，从而起到降压作用。

三餐营养搭配

菠菜 + 鸡蛋
提高维生素 B_{12} 吸收率

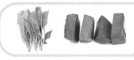

菠菜 + 猪血
滋阴补血

三餐健康吃法

菠菜根不仅含有膳食纤维、维生素 C、铁等多种营养成分，也是药食两用的好食材，因此吃菠菜时最好带根一起食用。

菠菜炒鸡蛋　

材料　菠菜 300 克，鸡蛋 2 个（约 100 克）。

调料　葱末、姜末、盐各 2 克。

做法

1 菠菜洗净，焯水，捞出沥干，切段；鸡蛋打成蛋液，炒成块后盛出。

2 油锅烧热，爆香葱末、姜末，放菠菜段炒至断生，倒入鸡蛋，加盐，翻匀即可。

营养小贴士
菠菜是焯过水的，不要炒时间太久，否则影响口感。

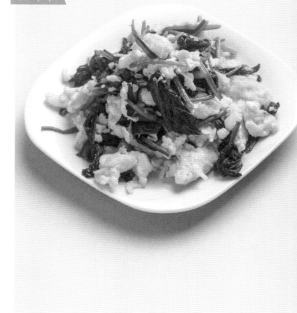

热量/人
86 千卡

菠菜猪血汤　

材料　猪血 300 克，菠菜 200 克。

调料　盐 2 克，姜片 8 克，葱花 5 克，香油少许。

做法

1 菠菜洗净，焯水后切段；猪血洗净后切块。

2 锅内放植物油烧热，炒香姜片、葱花，放适量开水、猪血块煮沸，加菠菜段稍煮，加盐、香油调味即可。

营养小贴士
菠菜富含草酸，会影响人体对钙的吸收，所以烹调菠菜前宜焯水。

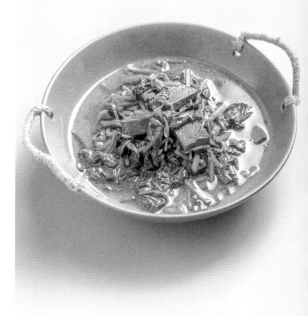

热量/人
74 千卡

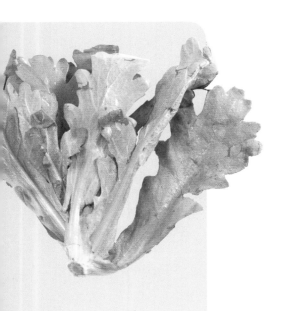

茼蒿
抗氧化，控血压

降血压原理

茼蒿中的挥发油有健脾胃的功效，有利于辅助治疗脾胃不和引起的原发性高血压，改善眩晕胸闷、食少痰多等症状。

三餐营养搭配

茼蒿 + 鸡蛋
利尿消肿

茼蒿 + 豆腐
强健脾胃

三餐健康吃法

茼蒿可炒可拌，也可做汤。此外，茼蒿还是制作蒸菜的良好选择。

茼蒿炒蛋

材料　茼蒿 350 克，鸡蛋 2 个（约 100 克）。

调料　盐 3 克。

做法

1 茼蒿择洗干净，切段；鸡蛋打散成蛋液，备用。

2 炒锅置火上，油热后倒入鸡蛋液，炒散后倒入茼蒿段炒熟，出锅前放盐即可。

营养小贴士

茼蒿搭配鸡蛋，富含蛋白质和膳食纤维，适当食用可以消肿利尿。

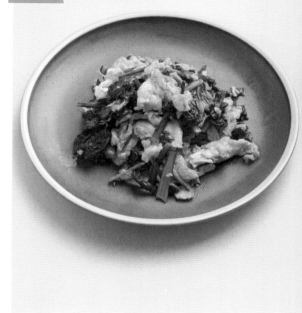

热量 / 人
76 千卡

茼蒿烧豆腐

材料　茼蒿 150 克，豆腐 300 克。

调料　葱花 5 克，盐、水淀粉各适量。

做法

1 茼蒿择洗干净，切末；豆腐洗净，切丁。

2 炒锅置火上，倒入植物油烧至七成热，放葱花炒香，放入豆腐丁翻炒均匀。

3 锅中加适量清水，烧沸后转小火，倒入茼蒿末翻炒 2 分钟，用盐调味，用水淀粉勾芡即可。

营养小贴士

茼蒿中含具有特殊香味的挥发油，遇热易挥发，烹调时应大火快炒，以保留更多营养。

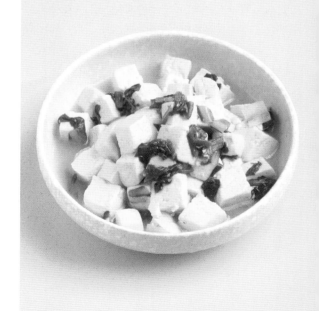

热量 / 人
96 千卡

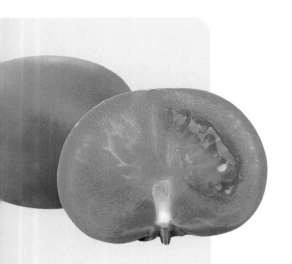

番茄
保护血管，利尿降压

（每100克含量）

热量 ………… 15 千卡
脂肪 ………… 0.2 克
蛋白质 ……… 0.9 克
糖类 ………… 3.3 克

推荐用量
每天宜吃 100~150 克

降血压关键词
芦丁、番茄红素、钾

降血压推荐吃法
生食、煮汤、炒食

降血压原理

番茄中的钾有排钠利尿作用，从而降低血压。番茄所含的芦丁和番茄红素，有利于保护血管。

三餐营养搭配

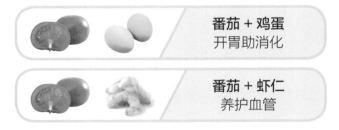

	番茄 + 鸡蛋 开胃助消化
	番茄 + 虾仁 养护血管

三餐健康吃法

在食用番茄的时候，可以根据番茄品种选择烹调方法。红色番茄，脐小肉厚，味道沙甜，汁多爽口，生食、炒熟均可，也可以加工成番茄酱、番茄汁；黄色番茄，果肉厚，肉质面沙，生食味淡，宜熟食。

番茄鸡蛋汤

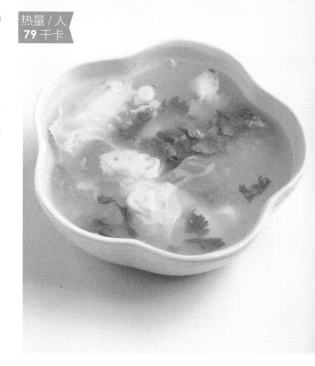

热量/人 79 千卡

材料 番茄150克，鸡蛋1个（约50克）。

调料 盐2克，香油1克，香菜段3克。

做法

1 鸡蛋磕入碗中，打散成蛋液；番茄洗净，去蒂，切小块。

2 锅置火上，加入清水大火煮沸，放入番茄块煮1分钟，淋入蛋液搅匀，下入香菜段，淋香油、加盐调味即可。

营养小贴士 🖋

鸡蛋营养全面，富含蛋白质；番茄富含多种维生素和矿物质。二者搭配食用，有开胃促食的作用。

番茄炒虾仁

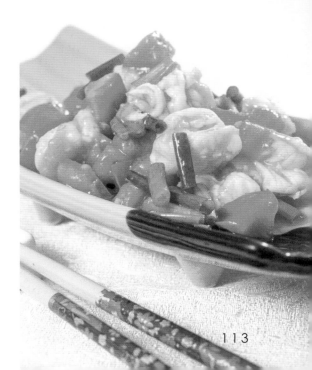

热量/人 50 千卡

材料 番茄250克，虾仁100克，蛋清1个（约30克）。

调料 葱段、水淀粉各适量，盐2克。

做法

1 番茄洗净，去蒂，切丁；虾仁洗净，用蛋清和水淀粉拌匀。

2 炒锅置火上，倒入适量植物油，待油烧至七成热时放入葱段炒香，加虾仁滑熟，翻炒均匀。

3 加适量清水烧至熟透，倒入番茄丁翻炒3分钟，用盐调味即可。

营养小贴士 🖋

番茄做熟后，其中的番茄红素更易吸收。

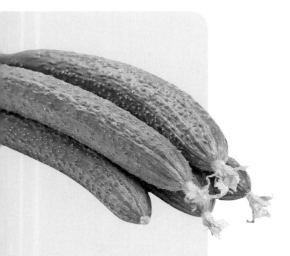

黄瓜
利尿降脂，控血压

热量及主要营养素

（每100克含量）

热量 ············· 16 千卡
脂肪 ············· 0.2 克
蛋白质 ··········· 0.8 克
糖类 ············· 2.9 克

推荐用量

每天宜吃 100 克

降血压关键词

钾、异槲皮苷

降血压推荐吃法

生食、凉拌

降血压原理

黄瓜皮中所含的钾、异槲皮苷有较好的利尿作用，可起到辅助降血压的功效。

三餐营养搭配

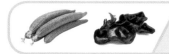

黄瓜 + 木耳
保护血管

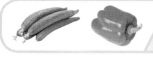

黄瓜 + 彩椒
润肠通便

三餐健康吃法

鲜黄瓜可以像水果一样，洗净直接生吃。代替水果食用，减少糖分摄入，有利于控制体重。

木耳拌黄瓜

热量/人
22 千卡

材料 黄瓜 250 克，水发木耳 100 克。
调料 醋、白糖各适量，盐 2 克。
做法

1 黄瓜去蒂洗净，切丝，撒上盐，腌
 10 分钟左右，挤去盐分，放在盘中；
 木耳去杂质洗净，切丝。
2 小碗中放入醋、白糖调匀，制成调
 味汁。
3 木耳丝放入黄瓜丝盘内，食用时浇上
 调味汁拌匀即可。

营养小贴士
黄瓜皮中所含的异槲皮苷有较好的利尿
作用，可起到辅助降血压的功效。所以，
吃黄瓜时最好不要削皮。

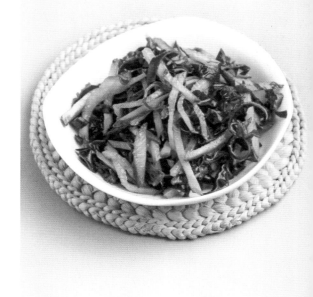

彩椒炒黄瓜

热量/人
16 千卡

材料 黄瓜 250 克，红彩椒 50 克。
调料 葱花 5 克，盐 2 克。
做法

1 红彩椒洗净，去蒂除子，切块，放入
 沸水中焯烫一下；黄瓜洗净，切片。
2 炒锅置火上倒入油，待油烧至六成热
 时，放入葱花炒香，倒入红彩椒块和
 黄瓜片翻炒 3 分钟，用盐调味即可。

营养小贴士
有些黄瓜发苦，特别是黄瓜的尾部。这
种情况是因为黄瓜中含有较多葫芦素所
致。葫芦素对人体有一定毒性，所以苦
味的黄瓜不要吃。

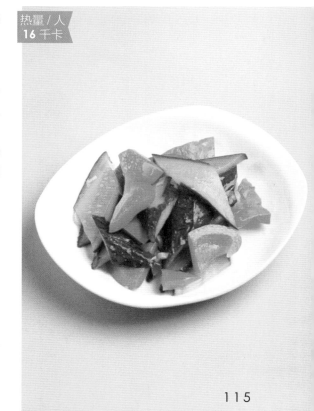

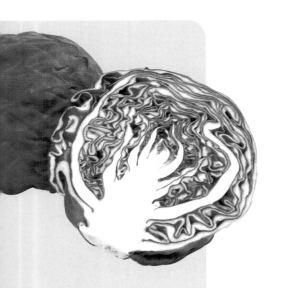

紫甘蓝
抗氧化，护血管

热量及主要营养素
（每100克含量）

热量 ………… 25千卡
脂肪 ………… 0.2克
蛋白质 ……… 1.2克
糖类 ………… 6.2克

推荐用量
每天宜吃100克

降血压关键词
钾

降血压推荐吃法
凉拌、炒食

降血压原理

紫甘蓝是钾的良好来源，每100克紫甘蓝含钾177毫克。钾能和人体血液中的钠进行置换反应，将钠排出体外，有利于降血压。

三餐营养搭配

紫甘蓝 + 洋葱
促进钠代谢，降血压

紫甘蓝 + 鸡胸肉
调节血脂和血压

三餐健康吃法

炒紫甘蓝时放醋，会使紫甘蓝变色。这是因为紫甘蓝的紫色是所含的花青素带来的。花青素遇酸变红，遇碱变蓝。炒紫甘蓝加醋变红不会影响其营养。

凉拌紫甘蓝

 早 晚

热量/人
30 千卡

材料 紫甘蓝 200 克，洋葱 100 克。

调料 蒜末 6 克，盐 2 克，花椒油、胡椒粉各 1 克。

做法

1 紫甘蓝洗净，切丝；洋葱去老皮，洗净，切丝。

2 蒜末、胡椒粉、盐、花椒油搅拌均匀制成调味汁，均匀地浇在切好的菜丝上，拌匀即可。

营养小贴士

紫甘蓝和紫色的洋葱都富含花青素，有扩张血管、促进血液循环的作用，二者一起食用，降血压的效果更佳。

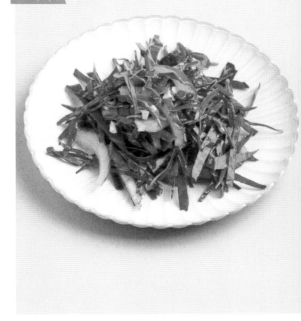

紫甘蓝炒鸡丝

午

热量/人
149 千卡

材料 紫甘蓝 200 克，柿子椒、胡萝卜、鸡胸肉各 50 克。

调料 葱花 5 克，盐 2 克，香油、醋各少许。

做法

1 紫甘蓝洗净，切丝；胡萝卜去皮，洗净，切丝；柿子椒洗净，去蒂除子，切丝；鸡胸肉洗净，切丝。

2 锅置火上，倒入油烧热，放葱花炒香，放入鸡丝和胡萝卜丝煸熟，下入紫甘蓝丝和柿子椒丝翻炒 1 分钟，用盐、香油、醋调味即可。

营养小贴士

炒制此菜时，倒入适量醋不仅可让紫甘蓝保持艳丽的颜色，还有软化血管的作用。

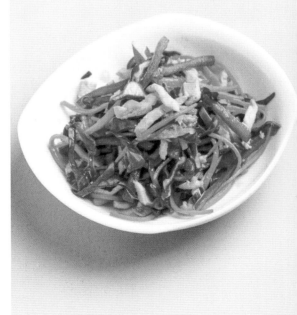

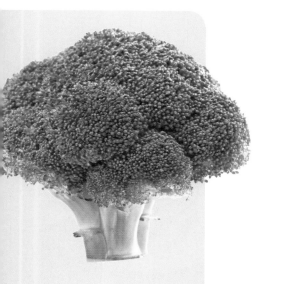

西蓝花
富含维生素 C，
有利于血管舒张

热量及主要营养素

（每100克含量）

热量 ………… 27 千卡
脂肪 ………… 0.6 克
蛋白质 ……… 3.5 克
糖类 ………… 3.7 克

推荐用量

每天宜吃 50~100 克

降血压关键词

维生素 C、叶绿素

降血压推荐吃法

凉拌、炒食

降血压原理

　　西蓝花中维生素 C 和叶绿素的含量都很高，具有抗氧化作用，可清除自由基，保护血管，有助于调控血压。

三餐营养搭配

西蓝花 + 菜花
降低胆固醇

西蓝花 + 虾仁
补钙，保护血管

三餐健康吃法

　　西蓝花煮后颜色会变得更加鲜艳，但在焯烫西蓝花时，时间不宜太长，否则会失去脆感，营养也会大打折扣。

双色菜花

早 晚

热量/人
31 千卡

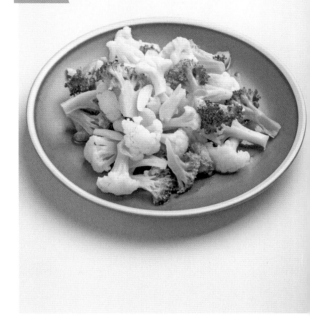

材料 西蓝花、菜花各 200 克。

调料 蒜片、盐各适量。

做法

1 西蓝花和菜花洗净，掰成小朵，放入
  开水锅中焯水，捞出过凉备用。

2 锅中放油烧热，加蒜片爆香，放入焯
  好的西蓝花和菜花，加盐，翻炒均匀
  即可。

营养小贴士

西蓝花和菜花中的类黄酮能清除血管上
沉积的胆固醇，防止血小板凝集，有效
降低血液中胆固醇的含量，常食有利于
调节血压。

西蓝花炒虾仁

午

热量/人
87 千卡

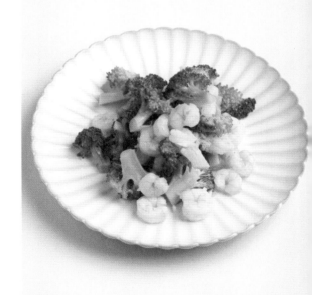

材料 西蓝花 150 克，虾仁 100 克。

调料 蒜末、料酒各适量，盐 2 克。

做法

1 西蓝花洗净，掰成小朵，放入加了
  盐的沸水中焯烫，捞出沥水；虾仁
  洗净。

2 锅内倒植物油烧热，放入蒜末炒香，
  加虾仁，中火拌炒，待虾仁变色后，
  淋上少许料酒，放入西蓝花，用大火
  迅速爆炒，加盐调味即可。

营养小贴士

西蓝花可单独清炒，也适合和虾仁、牛
肉、菜花、木耳等肉类、蔬菜一起炒食，
不仅营养丰富，而且很美味。

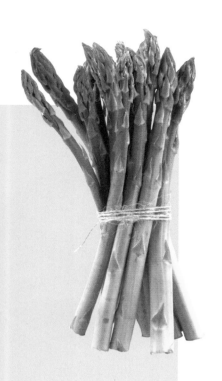

芦笋
补钾控压

降血压原理

芦笋中的钾可促进钠排出，有助于降血压；所含的槲皮黄酮有增强毛细血管弹性、抗血小板凝集等作用，从而达到降血压的效果。

三餐营养搭配

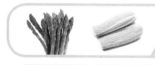

芦笋 + 玉米
促进通便

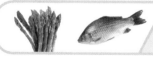

芦笋 + 鲫鱼
利尿，降血压

三餐健康吃法

芦笋中的叶酸很容易被破坏，应避免高温烹煮，可用微波炉小功率热熟。

炝炒芦笋

材料 芦笋 300 克。

调料 干辣椒、花椒各 2 克，蒜末、料酒各 5 克，盐 3 克。

做法

1 芦笋洗净，去老皮，焯烫，切段。

2 锅内倒油烧热，爆香花椒、蒜末、干辣椒，倒芦笋段，加盐、料酒炒熟即可。

营养小贴士

焯芦笋的时间不宜过长，焯过应马上过凉，以免影响其脆嫩的口感。芦笋中含有丰富的叶酸，但叶酸遇热很容易被破坏，一定要注意避免长时间高温烹煮。

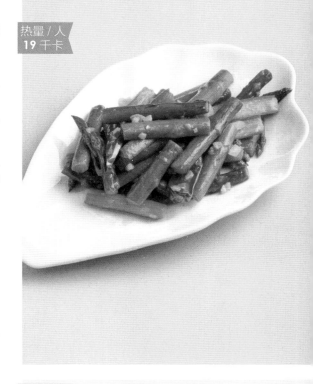

热量/人
19 千卡

芦笋鲫鱼汤

材料 鲫鱼 1 条（约 350 克），芦笋 50 克。

调料 盐、料酒、香油各适量。

做法

1 鲫鱼去鳞及内脏，洗净，打花刀，用料酒略腌；芦笋洗净，切斜片。

2 鲫鱼、芦笋片放入锅内，加入适量清水，以大火烧开，撇净浮沫，改用小火慢煮至鲫鱼、芦笋熟，出锅前加适量盐、香油调味即可。

营养小贴士

芦笋清热利尿，搭配和中补虚、除湿利水的鲫鱼同食，可以健脾护肾、温中下气，适合高血压患者食用。

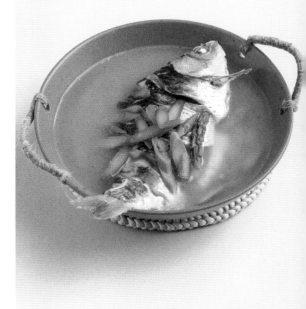

热量/人
129 千卡

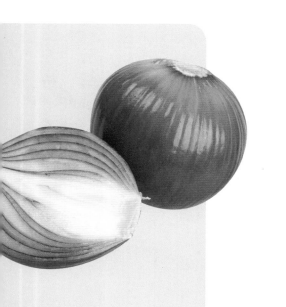

洋葱
降低血液黏度，
调控血压

降血压原理

洋葱含有的前列腺素A有扩张血管的作用，能减少外周血管阻力，降低血液黏度，还能抑制儿茶酚等升压物质的作用，从而有助于降压。

三餐营养搭配

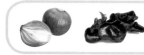

洋葱 + 木耳
降压，促食

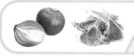

洋葱 + 肉类
提高维生素 B_1 的吸收率

三餐健康吃法

洋葱是对心血管健康有益的蔬菜，洋葱既可炒食，也可生食。建议吃洋葱时兼顾熟食和生食。

洋葱拌木耳

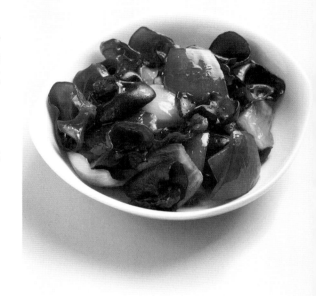

热量/人
42 千卡

材料　水发木耳 100 克，洋葱 250 克。

调料　香油 3 克，盐、醋各 1 克。

做法

1 水发木耳择洗干净，撕成小朵，用沸水焯烫，捞出过凉，沥干水分；洋葱洗净，切小片。

2 取小碗，加盐、醋、香油搅拌均匀，制成调味汁。

3 取盘，放入洋葱片和焯好的木耳，淋入调味汁拌匀即可。

营养小贴士 🖊

洋葱和木耳，不论是从营养、降压功效上，还是从色彩上来说，都是很好的搭配。可以将木耳焯烫后与洋葱一起凉拌，也可以将二者一起炒食。

洋葱炒肉丝　午

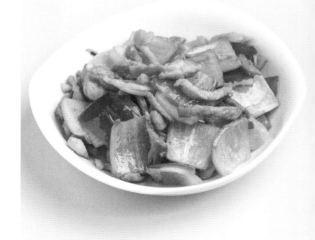

热量/人
74 千卡

材料　洋葱 200 克，猪瘦肉 100 克。

调料　葱末、蒜末各 5 克，酱油、料酒各 3 克，盐 2 克。

做法

1 洋葱去皮，洗净，切片；猪瘦肉洗净，切丝，用酱油、料酒腌渍 10 分钟。

2 锅内倒油烧至七成热，爆香葱末、蒜末，滑入肉片迅速炒散，至变色后加入洋葱片翻炒，直到炒出香味，加盐调味即可。

营养小贴士 🖊

用洋葱炒菜，烹炒至嫩脆且有一些微辣为佳，能防止烹饪时间过长导致营养物质被破坏，这样对高血压患者更有益。

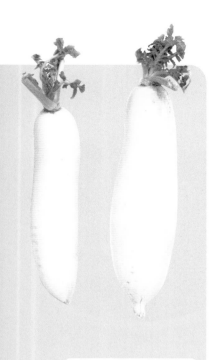

白萝卜
保护血管，辅助降压

热量及主要营养素
（每100克含量）

热量 ·········· 16 千卡
脂肪 ·········· 0.1 克
蛋白质 ········· 0.7 克
糖类 ·········· 4.0 克

推荐用量
每天宜吃 100 克

降血压关键词
维生素 C、锌

降血压推荐吃法
凉拌、炖汤、做馅

降血压原理

白萝卜中的维生素 C 和锌有助于保护血管，减少血管损伤，辅助降压。

三餐营养搭配

白萝卜 + 羊肉
控脂降压，补养身体

白萝卜 + 虾皮
补钙，开胃

三餐健康吃法

白萝卜皮中含有较多的萝卜硫素，这是一种含硫化合物，对降血脂、稳定血压有好处；同时，萝卜皮中钙含量也较高。因此，吃白萝卜时不要把皮削去太厚，可以把外面削去薄薄的一层，尽可能多保留一些萝卜皮。

萝卜羊肉蒸饺

热量/人
312 千卡

材料 面粉 200 克，白萝卜、羊肉各 100 克。

调料 葱末 10 克，花椒粉 5 克，盐 2 克，生抽 3 克，胡椒粉少许，香油适量。

做法

1 白萝卜洗净，擦丝，用开水焯烫，凉凉后挤去水分。

2 羊肉洗净，剁馅，加生抽、花椒粉、盐、胡椒粉搅拌成糊；羊肉糊中加白萝卜丝、葱末、香油拌匀即为馅料。

3 面粉加适量热水搅匀，揉成烫面面团；取烫面面团搓条，下剂子，擀成饺子皮，包入馅料。

4 饺子生坯放蒸笼中，大火蒸熟即可。

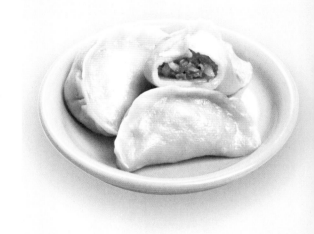

虾皮白萝卜汤

热量/人
11 千卡

材料 白萝卜 150 克，虾皮 5 克。

调料 胡椒粉、香菜末、姜末、香油各适量。

做法

1 白萝卜洗净，切丝。

2 锅内加入适量清水、姜末，烧开后，放入白萝卜丝煮软，放入虾皮，加胡椒粉、香油调味，最后撒上香菜末即可。

营养小贴士 🖊

白萝卜顶部 3~5 厘米处维生素 C 含量最多，烹饪宜切丝、条，快速烹调，以防止维生素 C 被大量破坏。

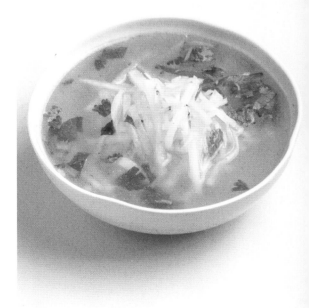

高钾利尿水果，
更利于降压

多选高钾、高纤水果

研究证明，适当摄入水果有利于身体健康。水果富含人体所需的多种维生素和矿物质，如鲜枣、猕猴桃、橙子等含丰富的维生素 C、膳食纤维；香蕉、苹果、柚子等富含钾。高钾、高纤水果对高血压患者有益。

优选新鲜应季水果

吃水果有一个原则，就是优选新鲜应季水果。现在反季节水果越来越多，相对于这些水果，应季水果经过充分日晒，如夏季的桃、秋末冬初的鲜枣等，无论口感还是营养都会更优。

尽量吃完整的水果

这里的"完整"主要是指水果要带皮吃。很多人在吃水果时会把果皮弃去，其实果皮不仅富含维生素 C、膳食纤维，还含有抗氧化的花青素和其他多酚类物质，而且果皮中这些有益成分的含量甚至比果肉还多。

例如，苹果皮中的总多酚含量达 307 毫克 /100 克可食部，总黄酮为 184 毫克 /100 克可食部，原花青素为 105 毫克 /100 克可食部，这些都是有利于调控血压的成分；西瓜皮与西瓜瓤相比，糖分少，有很好的清暑热、除心烦功效，适合高血压患者在夏季食用。

因此，从营养角度来说，水果带皮吃是有益健康的；但有些人担心水果皮中可能会有较多的农药。所以在吃水果时是否带皮吃，还要根据具体情况来调整。如果水果来源可靠，就建议带皮一起吃。

每天吃 200～350 克水果

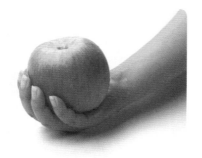

成人一只手可握住的苹果 ≈ 260 克

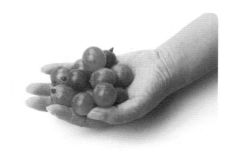

成人单手捧葡萄（14～15 颗）≈ 100 克

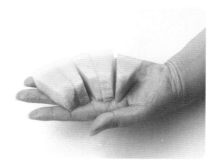

成人单手捧哈密瓜块 ≈ 100 克

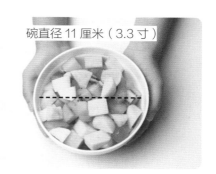

碗直径 11 厘米（3.3 寸）

满满一碗水果块 ≈ 200 克

专家答疑
门诊没空说的问题

问 食用坚果对防控血压有好处吗？坚果每天吃多少为宜？

答 坚果中富含蛋白质、不饱和脂肪酸、维生素 E、B 族维生素、钙、铁等，适量摄入确实有益血管健康，但其脂肪含量高达 40%~70%。因此，高血压患者吃坚果时一定要注意摄入量，不能多吃。

中国居民平衡膳食宝塔（2022）中建议每日"大豆 + 坚果"一共 25~35 克。大约相当于带壳葵花瓜子 2 把，或核桃 2~3 个。食用坚果以原味为首选，尽量少吃那些带盐、带糖或包有脆皮的。

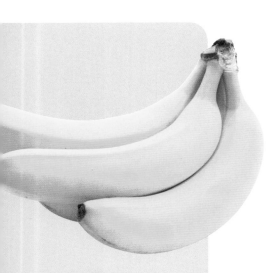

香蕉
补钾，控压

降血压原理

香蕉富含钾，钾进入体内可对抗钠所引起的血压升高和血管损伤。

三餐营养搭配

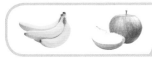

香蕉 + 苹果
改善睡眠，促进降压

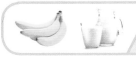

香蕉 + 牛奶
提高维生素 B$_{12}$ 的吸收率

三餐健康吃法

香蕉除了含钾高外，碳水化合物的含量在水果中也属于比较高的。所以香蕉比较适合在早餐中代替一部分主食来食用或作为加餐食用。

香蕉苹果奶昔

热量／人
110 千卡

材料 香蕉、苹果各150克，牛奶200克。

调料 蜂蜜适量。

做法

1 香蕉去皮，切小块；苹果洗净，去皮除子，切小块。

2 香蕉块、苹果块和牛奶一起放入果汁机中，加入适量饮用水搅打均匀，加入蜂蜜调匀即可。

营养小贴士
睡前吃一根香蕉，有助于安神助眠。

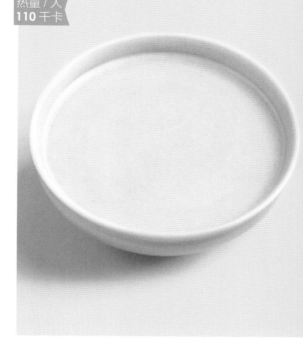

香蕉奶香麦片粥 早 晚

热量／人
204 千卡

材料 香蕉、原味燕麦片各100克，牛奶200克，葡萄干10克。

做法

1 香蕉去皮，切小丁；葡萄干洗净，备用。

2 锅内倒入适量清水烧开，放入燕麦片，大火烧开后转小火煮至粥稠，凉至温热，倒入牛奶，放入香蕉丁、葡萄干即可。

营养小贴士
香蕉富含钾，可使过多的钠离子排出体外；牛奶富含钙，钙也有利于控压。二者搭配使降压的效果更优。

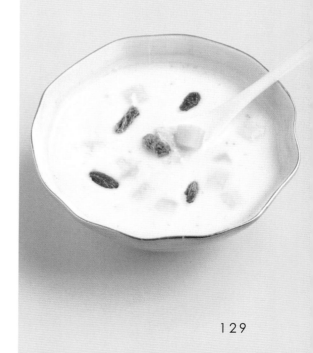

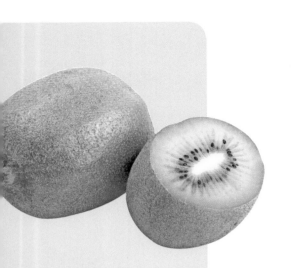

猕猴桃
抗氧化，护血管

热量及主要营养素

（每100克含量）

热量 …………	61 千卡
脂肪 …………	0.6 克
蛋白质 …………	0.8 克
糖类 …………	14.5 克

推荐用量

每天宜吃 1 个

降血压关键词

叶黄素、钾

降血压推荐吃法

榨汁、生食

降血压原理

猕猴桃富含抗氧化剂叶黄素，研究证实叶黄素具有降血压的作用。此外，猕猴桃中的钾可调节血压，有助于降压。

三餐营养搭配

猕猴桃 + 银耳
清热润燥

猕猴桃 + 酸奶
降低胆固醇

三餐健康吃法

因为猕猴桃富含的维生素 C 能促进食物中铁的吸收，所以适合与含铁丰富的食物一起吃。

狝猴桃银耳羹

材料 狝猴桃 250 克，干银耳、莲子各 10 克。

调料 冰糖适量。

做法

1 狝猴桃去皮，切丁；莲子洗净；干银耳用水泡发，去蒂，撕成朵。

2 锅内放水，加入银耳，大火烧开，加入莲子，转中火熬煮 40 分钟。

3 加入适量冰糖，倒入狝猴桃丁，搅拌均匀即可。

营养小贴士
此羹富含膳食纤维、维生素 C、镁等营养素，能够帮助高血压患者提高免疫力、保护血管健康。

热量/人
71 千卡

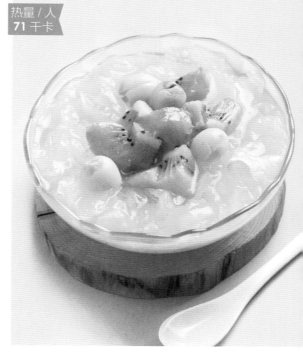

酸奶狝猴桃沙拉

材料 狝猴桃 200 克，芒果、原味酸奶各 100 克。

做法

1 狝猴桃去皮，切片；芒果去皮除核，切丁备用。

2 狝猴桃片摆盘，中间放芒果丁，最后浇上酸奶即可。

营养小贴士
酸奶里面含有乳酸，热量比一般沙拉酱低，用酸奶替代沙拉酱，有助于降血脂。

热量/人
76 千卡

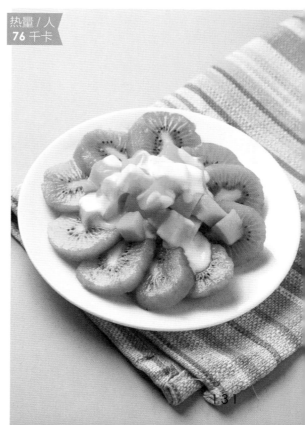

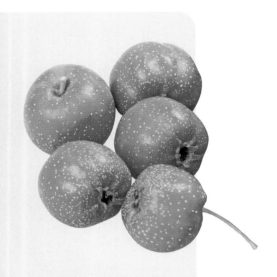

山楂
扩张血管，辅助降压

热量及主要营养素
（每100克含量）

热量 …………… 102 千卡
脂肪 …………… 0.6 克
蛋白质 ………… 0.5 克
糖类 …………… 25.1 克

推荐用量
每天宜吃 30 克

降血压关键词
山楂酸、柠檬酸

降血压推荐吃法
炖食、煮粥

降血压原理

山楂含有的山楂酸、柠檬酸能利尿、扩张血管，可起到辅助降血压的作用。

三餐营养搭配

  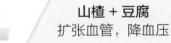

山楂 + 糯米
健脾胃，开胃消食

山楂 + 豆腐
扩张血管，降血压

三餐健康吃法

如果觉得山楂的味道较酸，可以加少许白糖调味，但白糖量不宜过多。

山楂消脂粥

材料 山楂 50 克，糯米 100 克。

调料 冰糖 5 克。

做法

1 糯米淘洗干净，用清水浸泡 3 小时；山楂用清水浸泡 5 分钟，洗净，去蒂除子，切小块。

2 锅置火上，倒入适量清水烧开，下入糯米，大火烧开后转小火煮至米粒八成熟，加山楂块煮至米粒熟烂粥稠，加冰糖煮至化即可。

营养小贴士

煮这道粥时，既可用新鲜的山楂来做，也可用山楂干来做，但山楂干最好提前浸泡，并将浸泡后的水一起放入。

热量/人
134 千卡

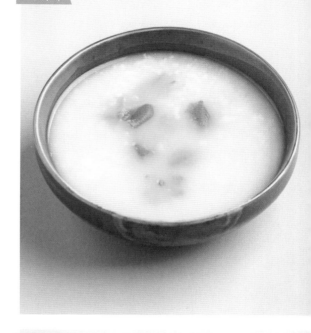

山楂牛肉汤

材料 鲜山楂 80 克，牛瘦肉 250 克。

调料 葱花 5 克，花椒粉 2 克，盐 3 克。

做法

1 鲜山楂洗净，去蒂、去核；牛瘦肉洗净，切块，焯去血水。

2 炒锅倒入植物油烧至七成热，下葱花、花椒粉炒出香味，放入牛肉块翻炒均匀。

3 倒入开水和山楂，用小火炖熟，加盐调味即可。

营养小贴士

山楂有消食化积的功效。经常吃点山楂可以调理厌食、积食等问题。

热量/人
116 千卡

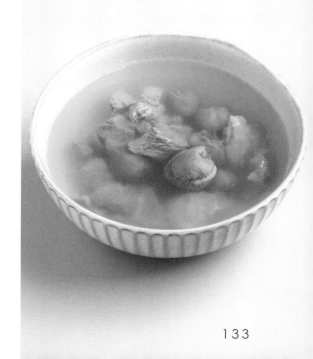

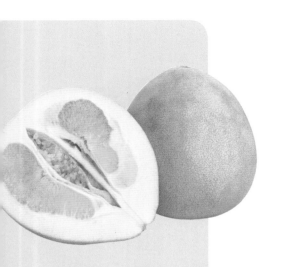

柚子
补钾、维生素 C，控血压

热量及主要营养素

（每100克含量）

热量 ………… 42 千卡
脂肪 ………… 0.2 克
蛋白质 ………… 0.8 克
糖类 ………… 9.5 克

推荐用量

每天宜吃 50 克

降血压关键词

钾、维生素 C

降血压推荐吃法

榨汁、生食、凉拌

降血压原理

柚子含有丰富的钾，可以帮助人体将多余的钠排出体外。柚子富含维生素 C 和多种微量元素，可预防动脉粥样硬化的发生，起到抗氧化的作用。

三餐营养搭配

  柚子 + 蜂蜜
清热利尿

  柚子 + 豆腐丝
补钙，稳血压

三餐健康吃法

柚子，特别是西柚中含有一种叫"呋喃香豆素"的物质，它可以抑制肝脏代谢药物的酶的活性，从而增加药物的副作用。对于某些种类的降压药也有影响。所以降压药尽量不要与柚子同时吃。

蜂蜜柚子茶

材料　柚子1个（1000克），蜂蜜
15克。

调料　冰糖适量。

做法

1　将柚子的果肉剥出，去除薄皮及子，
用勺子捣碎；柚子皮洗净，切丝。

2　柚子皮丝、果肉和冰糖放入锅中，加
水煮开，转为小火，不停搅拌，熬
至汤汁黏稠、柚皮金黄透亮，盛出凉
凉，调入蜂蜜即可。

> **营养小贴士**
> 柚子含糖不高，味道较酸，与蜂蜜搭配
> 制作蜂蜜柚子茶，可提升口感。柚子富
> 含钾和膳食纤维，适合高血压患者食用。

热量/人
156千卡

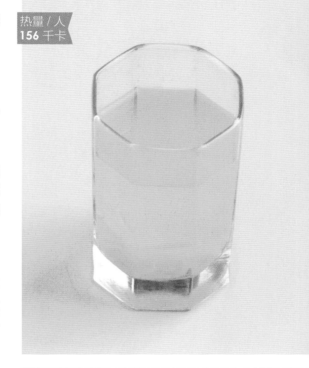

香拌柚块

材料　柚子200克，红彩椒、豆腐丝
各25克。

调料　盐1克，香油5克，香菜段
10克。

做法

1　柚子去皮，果肉切块；红彩椒洗净，
去蒂除子，切丝；豆腐丝洗净，切
段，放入沸水中焯透，捞出，过凉，
沥干水分。

2　柚子肉块、香菜段、红彩椒丝、豆腐
丝放入盘中，加盐和香油拌匀即可。

> **营养小贴士**
> 柚子富含钾，豆腐富含钙，钾、钙能促
> 进人体排出多余的钠，有利于稳定血压。
> 二者还富含膳食纤维，有促便作用。

热量/人
48千卡

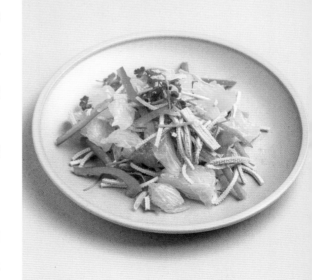

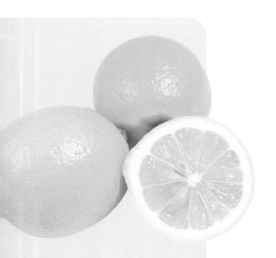

柠檬
促进排钠，保护血管

热量及主要营养素

（每100克含量）

热量 …………	37 千卡
脂肪 …………	1.2 克
蛋白质 ………	1.1 克
糖类 …………	6.2 克

推荐用量

每天宜吃 30~50 克

降血压关键词

芦丁、维生素 C

降血压推荐吃法

泡水、凉拌

降血压原理

柠檬富含维生素 C 和芦丁，能增强血管弹性，有助于预防高血压和心肌梗死。

三餐营养搭配

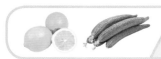

柠檬 + 黄瓜
开胃生津，促进食欲

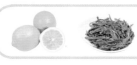

柠檬 + 绿茶
清热解暑

三餐健康吃法

高血压患者应少吃盐，可用柠檬汁代替盐来调味，新鲜蔬菜或肉里滴几滴柠檬汁，可使淡然无味的食物风味浓郁。

黄瓜柠檬汁

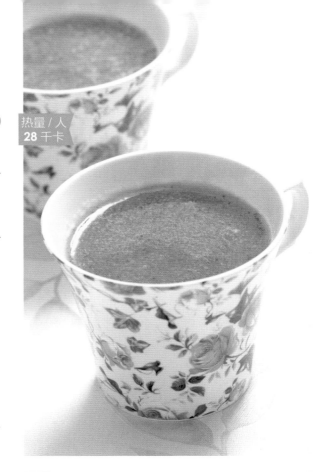

材料 柠檬 100 克，黄瓜 300 克。

做法

1 黄瓜洗净，切丁；柠檬去皮除子，切块。

2 黄瓜丁、柠檬块放入果汁机中，加入适量饮用水搅打即可。

营养小贴士 🖋

黄瓜和柠檬都属于低热量、低脂肪的食物。用它们来制作果蔬汁，含糖量低，不容易增加体重，也有利于控制血脂和胆固醇，从而预防动脉粥样硬化的发生。

柠檬绿茶

材料 绿茶 10 克，柠檬半个。

调料 蜂蜜适量。

做法

1 绿茶用 80℃～90℃的热水冲泡，待绿茶泡出味道和颜色后，滤汤去叶；柠檬洗净，去皮除子，挤汁备用。

2 等茶汤温凉之后，加入柠檬汁和蜂蜜，搅拌均匀即可。

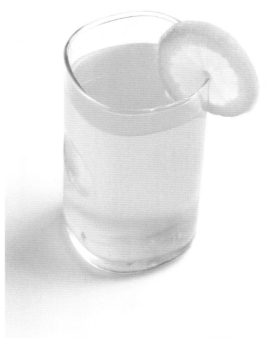

营养小贴士 🖋

绿茶中的茶多酚具有较强的抗氧化作用，能有效抵抗衰老。

肉、蛋、奶、水产类，选低脂的更健康

精准掌握每天的进食量

为了更好地控制血压，高血压人群要少吃点肉食。那么这个"少吃点"具体是多少呢？

畜禽肉类	鱼虾类	蛋类

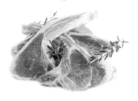 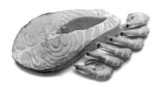

畜肉＋禽肉＝40~75克 切一块与食指厚度相同、与三指（食指、中指、无名指）并拢的长度和宽度相当的瘦肉，约75克的量。

40~75克，相当于5~7只虾

50~60克，相当于1个鸡蛋

首选白肉

血压高的人，只要选择正确的食材和正确的烹调方式，适当吃点肉是可以的。首选鱼虾类、去皮禽肉，然后是畜肉，畜肉以瘦肉为好，不建议选择肥肉。另外，要远离午餐肉、腊肉、香肠、咸肉等高盐高脂的加工肉制品，以免对控血压不利。

高血压患者可每天吃一个鸡蛋

鸡蛋中含有较高的胆固醇，很多人因此不敢吃鸡蛋。

对于未并发血脂异常的高血压患者来说，鸡蛋的摄入量不必限制过严，每天吃 1 个鸡蛋完全是合理的。

但伴有血脂异常的高血压患者，还是应该适当限制鸡蛋的食用量，可隔天吃 1 个全蛋。

炖汤去油腻有妙招

浓汤表面通常浮着一层油，让人感到油腻。那么如何轻松去除这层浮油呢？

一般人会在炖肉汤时或汤炖好后，用勺子或其他工具撇去上面的一层油。如果汤上的油不容易撇净，有一个简单的办法：取圆盘状的紫菜，轻轻揭起一层，并尽量保证其完整；待汤快炖好时，将火开到最小，然后把紫菜平放在汤面上，待其吸饱了汤上的油，开始慢慢下沉时，用漏勺迅速将其捞出来，汤面上的油就基本去除了。

每周至少吃一次鱼，尤其是深海鱼

鱼类蛋白质含量高、品质好，还含有多不饱和脂肪酸，有助于降血脂、改善凝血机制、减少血栓的形成，所以高血压患者可适当多吃一些鱼类，尤其是深海鱼类。

相比淡水鱼，深海鱼不仅富含蛋白质、维生素、矿物质，而且富含卵磷脂和多种不饱和脂肪酸。进食鱼虾类食物，每天推荐摄入量为 40~75 克。

每天喝牛奶 300~500 克

牛奶及奶制品中不仅富含钙，还可以补充优质蛋白质，建议高血压人群每天摄入相当于鲜牛奶 300~500 克的奶类及奶制品。

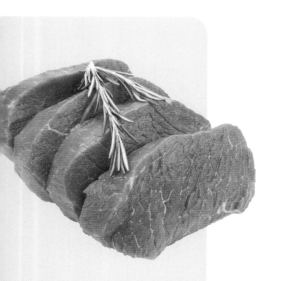

牛瘦肉
调节血压

热量及主要营养素

（每100克含量）

热量 ……… 160 千卡
脂肪 ……… 8.7 克
蛋白质 …… 20.0 克
糖类 ……… 0.5 克

推荐用量

每天宜吃 40~75 克

降血压关键词

优质蛋白质、锌

降血压推荐吃法

炖煮、做馅

降血压原理

　　牛肉含丰富的优质蛋白质，适量摄入有利于调节血压。牛肉还富含锌，研究表明，饮食中增加锌的含量，能防止镉增高而诱发的高血压。

三餐营养搭配

牛肉 + 大白菜
利尿降压

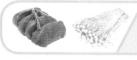

牛肉 + 金针菇
促消化，稳血压

三餐健康吃法

　　牛肉的纤维组织较粗，切牛肉时，要垂直肉的纹理切，这样切出来的肉不仅容易入味，也更容易嚼烂。

牛肉馅饼

材料 面粉 400 克，牛肉 200 克，大
白菜 250 克，葱花 50 克。

调料 酱油、盐各适量。

做法

1 牛肉洗净，剁成末，加酱油、盐调
味；大白菜洗净，切成细末，拌入牛
肉末中，加入葱花拌匀制成馅。

2 面粉用冷水和匀，揉匀，再抹少许植
物油，揉匀，静置 10～20 分钟。

3 面团分成若干直径约 2 厘米的小段，
按扁后用擀面棍擀成皮。

4 取面皮包入馅，并捏合成馅饼。

5 平底锅以大火烧热，下馅饼入锅略按
扁，烘一会儿，倒入适量植物油，烙
至两面金黄即可。

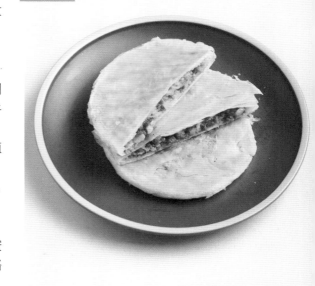

金针牛肉

材料 牛瘦肉 400 克，金针菇 150 克。

调料 红尖椒 15 克，水淀粉 10 克，
淀粉 8 克，盐 2 克。

做法

1 牛瘦肉洗净，切薄片，用淀粉、盐拌
匀；金针菇洗净，去根；红尖椒洗
净，切碎。

2 锅置火上，倒油烧至六成热，爆香红
尖椒碎。

3 加入水、牛瘦肉片和金针菇，炒至将
熟，调入盐，用水淀粉勾芡即可。

营养小贴士
烹煮牛肉时，放入一把黄豆、一块橘皮
或一点茶叶，不仅牛肉易熟烂、味道好，
而且降压效果好。

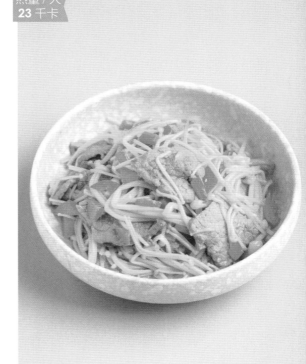

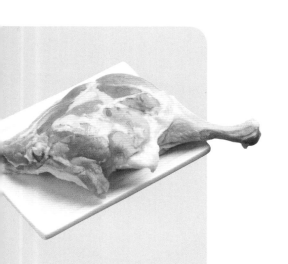

鸭肉
滋阴利尿，稳定血压

热量及主要营养素

（每100克含量）

热量 ……… 240 千卡
脂肪 ……… 19.7 克
蛋白质 ……… 15.5 克
糖类 ……… 0.2 克

推荐用量

每天宜吃 40~75 克

降血压关键词

钾

降血压推荐吃法

蒸食、炖煮

降血压原理

鸭肉中的钾能有效对抗钠的升压作用，维持血压稳定。另外，鸭肉有清热润燥、利尿的功效，能缓解血压升高引起的头晕目眩等症状。

三餐营养搭配

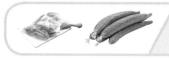

鸭肉 + 黄瓜
清热消脂

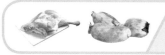

鸭肉 + 莲藕
清热，补虚损

三餐健康吃法

鸭的皮下有厚厚的一层脂肪，可以避免鸭子在水中失温。我们在吃鸭肉时，一定要注意去皮，或想办法把皮下脂肪刮去，以免摄入太多的油脂。

鸭肉拌黄瓜

材料 鸭肉 100 克，黄瓜 200 克。

调料 蒜末、盐各适量，香油 3 克。

做法

1 鸭肉洗净，煮熟，撕成丝；黄瓜洗净，切丝。

2 取盘，放入鸭丝和黄瓜丝，加盐、蒜末和香油拌匀即可。

营养小贴士

经过水煮这道程序，鸭肉里的油脂大多数溶入水中，适合高血压患者食用。

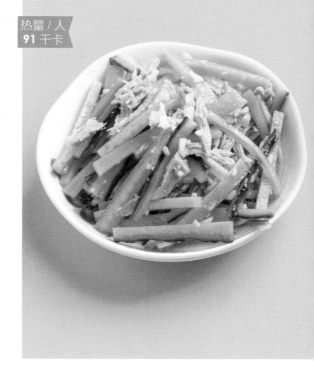

热量/人
91 千卡

莲藕鸭肉汤 晚

材料 鸭肉 150 克，莲藕 100 克。

调料 姜片、葱段各适量，盐 2 克。

做法

1 鸭肉洗净，斩小块，焯一下；莲藕洗净，去皮，切片。

2 锅置火上，倒入适量清水，放入鸭块、莲藕片、姜片、葱段，大火烧开，转小火煲 2 小时，撇去浮油，加盐调味即可。

营养小贴士

鸭肉富含蛋白质，莲藕富含碳水化合物，二者在营养上互补。选用去皮及皮下脂肪的鸭肉与莲藕搭配，更适合高血压患者。

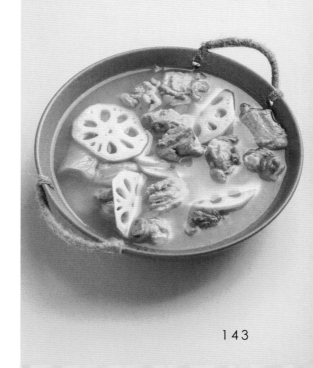

热量/人
144 千卡

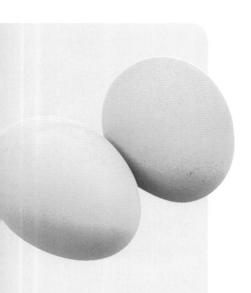

鸡蛋
改善血液循环

降血压原理

鸡蛋富含蛋白质、B族维生素、卵磷脂，有助于调节代谢，改善血液循环和血压状态。

三餐营养搭配

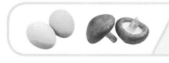

鸡蛋 + 香菇
提高免疫力

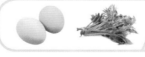

鸡蛋 + 香椿
益肾开胃

三餐健康吃法

鸡蛋营养丰富，却缺乏维生素C，因此宜搭配维生素C含量丰富的柿子椒、番茄等一起食用，以获得更全面的营养。

香菇蒸蛋

材料　鸡蛋 2 个（约 100 克），干香菇 2 朵。

调料　盐 2 克，香油适量。

做法

1　干香菇泡发，沥干，去蒂，切细丝。

2　鸡蛋打散，加适量水、香油和香菇丝搅匀，加少许盐调味，放入蒸锅中蒸 8～10 分钟即可。

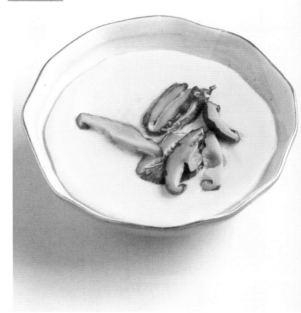

营养小贴士　🥄

此菜富含铁、蛋白质等营养物质，有润燥、提高免疫力的作用。

香椿炒鸡蛋

材料　香椿 150 克，鸡蛋 2 个（约 100 克）。

调料　盐 1 克。

做法

1　香椿择洗干净，入沸水中焯烫，捞出，切碎；鸡蛋磕入碗中，搅匀成蛋液。

2　锅内倒植物油烧热，放入鸡蛋液炒至凝结成块，再放入香椿碎拌匀，加入盐调味，炒至香椿入味即可。

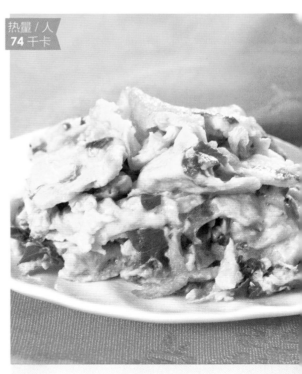

营养小贴士　🥄

烹制此菜时，要少量放油，油温控制在 150℃～180℃，锅中放油的同时，可以把一根筷子插入油中，当筷子周围冒出小气泡时，就可以炒制了。

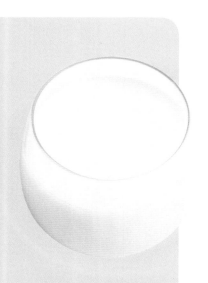

牛奶
维持血压的稳定

降血压原理

牛奶含有丰富的钙，而钙对稳定血压有益。因此高血压患者经常饮用牛奶，有助于维持血压稳定。

三餐营养搭配

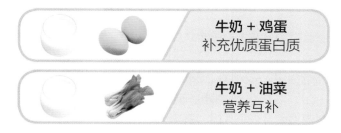

牛奶 + 鸡蛋
补充优质蛋白质

牛奶 + 油菜
营养互补

三餐健康吃法

乳糖不耐受的高血压患者可以选择无糖的原味酸奶，饭后 2 小时内饮用效果最佳。

牛奶蒸蛋

材料 鸡蛋 2 个，虾仁 3 个，鲜牛奶 200 克。

调料 盐、香油各适量。

做法

1 鸡蛋打入碗中，加鲜牛奶搅匀，再放盐搅匀；虾仁洗净。

2 鸡蛋液入蒸锅，大火蒸约 2 分钟，此时蛋羹已略成形，将虾仁摆放上面，改中火再蒸 5 分钟，出锅后淋上香油即可。

营养小贴士

牛奶与鸡蛋、虾仁都属于高蛋白食物，搭配在一起味道不错，但是没有达到营养互补的功效。牛奶搭配蔬菜一起食用，营养更加全面均衡。

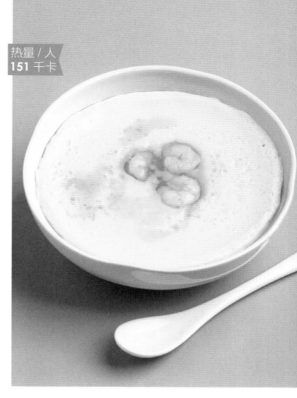

热量/人
151 千卡

油菜牛奶汁

材料 油菜 150 克，牛奶 200 克。

调料 蜂蜜 5 克。

做法

1 油菜洗净，去根，切段，焯熟备用。

2 油菜段与牛奶一同放入榨汁机中，搅打成汁。

3 榨好的油菜牛奶汁倒入杯中，加入蜂蜜调匀即可。

营养小贴士

喝牛奶时，与馒头、花卷等富含碳水化合物的主食一起食用，有助于人体对牛奶中蛋白质的吸收，避免空腹喝牛奶所致的营养成分流失。

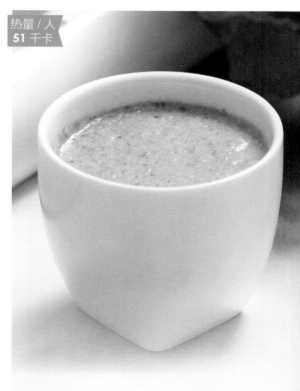

热量/人
51 千卡

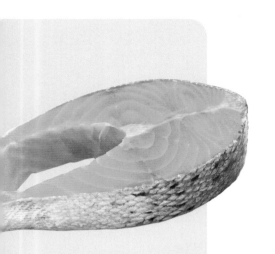

三文鱼
健脑，护血管

降血压原理

三文鱼含有较多的 ω-3 脂肪酸，有助于降血压、防止血栓。

三餐营养搭配

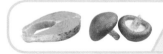

三文鱼 + 香菇
保护血管

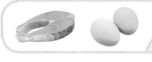

三文鱼 + 鸡蛋
降血压，防血栓

三餐健康吃法

三文鱼解冻之后，细菌容易繁殖，最好吃新鲜度高的三文鱼。如果发现三文鱼的颜色变暗，肉质弹性下降，则不宜食用。

三文鱼香菇粥 早 晚

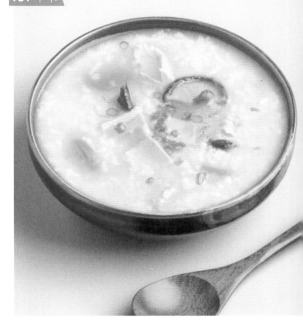

材料 大米 100 克，三文鱼肉 100 克，鲜香菇、胡萝卜各 50 克。

调料 葱花、高汤各适量，盐 1 克。

做法

1 鲜香菇去蒂，洗净，切块；胡萝卜去皮洗净，切片；大米淘净，浸泡 10 分钟；三文鱼洗净，切片。

2 高汤倒入锅中煮开，放入大米、香菇块、胡萝卜片一起煮至粥熟，放入三文鱼片再次煮开，调入葱花、盐即可。

三文鱼蒸蛋 午 晚

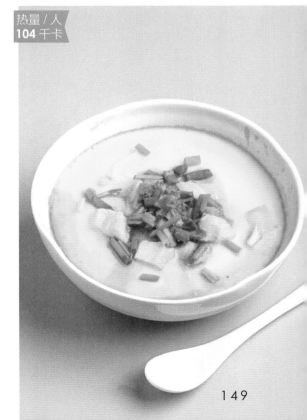

材料 三文鱼 100 克，鸡蛋 2 个（约 100 克）。

调料 酱油 5 克，葱末、香菜末各少许。

做法

1 鸡蛋磕入碗中，加入适量清水打散；三文鱼洗净，切粒，倒入蛋液中，搅匀。

2 蛋液放入蒸锅隔水蒸熟，取出，撒上葱末、香菜末，淋入酱油即可。

营养小贴士 🔖

三文鱼只要烹至八成熟即可，这样味道既鲜美，又可去除腥味。如果加热时间过长，肉质会变得干硬。

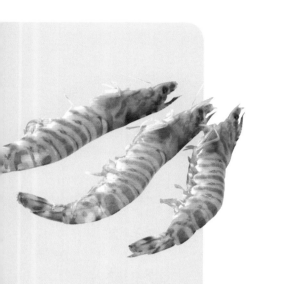

虾

富含钙和蛋白质，稳定血压

热量及主要营养素

（每100克含量）

热量 ………	101 千卡
脂肪 ………	1.4 克
蛋白质 ………	18.2 克
糖类 ………	3.9 克

推荐用量

每天宜吃 40~75 克

降血压关键词

钙

降血压推荐吃法

蒸、煮

降血压原理

现代药理研究发现，血压的高低与钙含量成负相关，身体缺钙会导致血压升高。因此，适当进食含钙量多的虾，可使血压保持稳定，并能预防脑血管疾病的发生。

三餐营养搭配

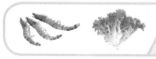

虾 + 生菜
消脂降压

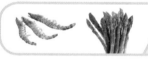

虾 + 芦笋
提高营养价值

三餐健康吃法

虾皮、海米等虾制品含盐较高，吃得过多不利于血压控制。高血压患者可少食，或用清水泡去大部分盐分后再食用。

白灼虾

早 午 晚

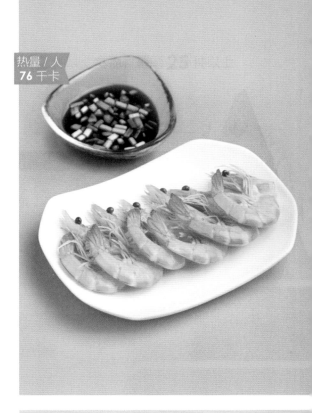

热量/人
76 千卡

材料 海白虾 250 克。

调料 葱花、蒜末、生抽、料酒各适量。

做法

1 海白虾剪去虾须、挑去虾线，洗净，加入料酒腌渍 10 分钟去腥。

2 葱花、蒜末、生抽调成料汁。

3 锅内倒入适量清水煮沸，倒入海白虾煮 2 分钟，至虾变色，捞出沥干，摆盘，食用时蘸料汁即可。

营养小贴士

虾中含有丰富的镁、钙，还可为人体补充优质蛋白质。

南瓜虾仁沙拉

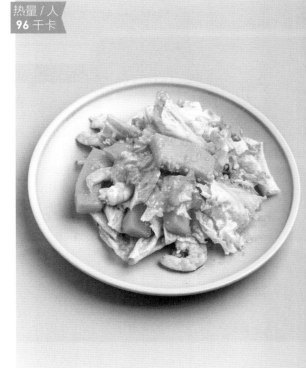

热量/人
96 千卡

材料 藜麦 15 克，虾仁、南瓜、生菜各 100 克。

调料 盐、橄榄油、黑胡椒粉、醋各适量。

做法

1 藜麦洗净，浸泡 4 小时，煮熟，捞出沥干；南瓜去皮、去瓤，洗净，切成厚片；生菜洗净；虾仁洗净，焯熟。

2 将处理好的藜麦、虾仁、南瓜片、生菜放入盘中，加盐、橄榄油、黑胡椒粉、醋拌匀即可。

营养小贴士

虾可存放于冰箱中保鲜，但在放入冰箱前，最好先用沸水或滚油烹至断生，凉凉后再放入冰箱，这样可保持鲜味。

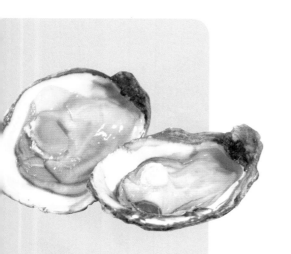

牡蛎
滋阴，控压

热量及主要营养素

（每100克含量）

热量 ·········· 73 千卡
脂肪 ·········· 2.1 克
蛋白质 ········ 5.3 克
糖类 ·········· 8.2 克

推荐用量

每天宜吃 40~75 克

降血压关键词

锌

降血压推荐吃法

蒸煮

降血压原理

牡蛎富含锌，有助于降血压。牡蛎有潜阳补阴的功效，能够平抑肝阳，防止肝阳上亢引起的高血压，有利于缓解其临床症状。

三餐营养搭配

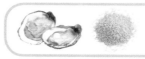

牡蛎 + 小米
蛋白质互补

牡蛎 + 鸡蛋
滋阴去火

三餐健康吃法

在蒸煮过程中不能张开壳的牡蛎一般是已经变质的，不宜食用。

牡蛎小米粥

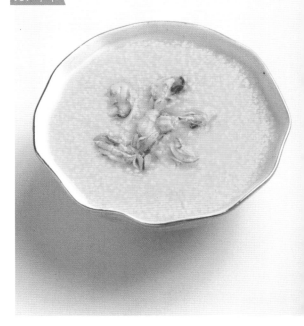

热量/人
157 千卡

材料　小米 200 克，净牡蛎肉 50 克。
调料　盐 1 克。

做法

1　小米洗净；牡蛎肉洗净，用盐水浸泡
　　20 分钟，捞出备用。

2　锅中倒入清水，加入小米煮粥至熟。

3　牡蛎肉放入小米粥中，继续熬煮至牡
　　蛎熟，加盐调味即可。

营养小贴士
小米所含的 B 族维生素、膳食纤维及钙
等多种营养成分，能起到抑制血管收缩、
降血压的作用。

清蒸牡蛎

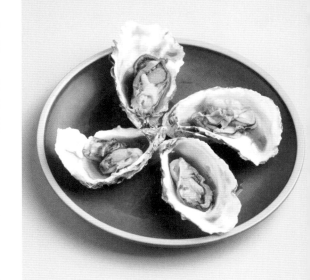

热量/人
73 千卡

材料　新鲜牡蛎 300 克。
调料　生抽 10 克，香油 3 克。

做法

1　新鲜牡蛎刷洗干净；生抽加香油调成
　　味汁。

2　锅内放水烧开，将牡蛎平面朝上、凹
　　面向下放入蒸屉，蒸至牡蛎开口，再
　　虚蒸 3~5 分钟，出锅，蘸味汁食用
　　即可。

营养小贴士
牡蛎具有高蛋白、低糖、低脂的优点，
煲汤或清蒸食用，营养更容易被人体消
化吸收。

辅助降压的调味料

小心"看不见的油"

人们可能会觉得烹调用油是一天中摄入油的最主要或者说唯一来源，如果这样想就错了。生活中很多食物都含油，按照它们存在的方式可以简单分为"看得见的油"和"看不见的油"。

"看得见的油"是人们从感官上就能判断的，如植物油、动物油以及动物皮，如鸡皮、鸭皮等。而人们常吃的花生、瓜子、核桃、开心果等坚果里含的油就是"看不见的油"。虽然说这些坚果里面的油是"好"的，但是食用过多也会造成油摄入量超标。

充分利用葱、姜、蒜、花椒的味道来帮助控盐

葱、姜、蒜、花椒，人称"调味四君子"，在高血压患者的日常饮食中可适当加入，不仅能调味、杀菌，还有利于食盐用量的控制。

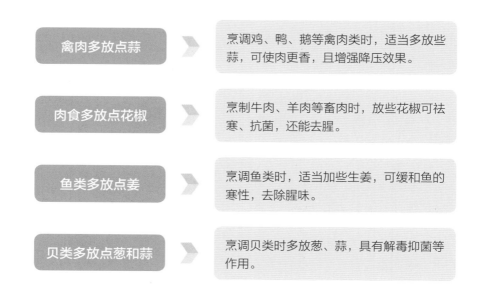

禽肉多放点蒜	烹调鸡、鸭、鹅等禽肉类时，适当多放些蒜，可使肉更香，且增强降压效果。
肉食多放点花椒	烹制牛肉、羊肉等畜肉时，放些花椒可祛寒、抗菌，还能去腥。
鱼类多放点姜	烹调鱼类时，适当加些生姜，可缓和鱼的寒性，去除腥味。
贝类多放点葱和蒜	烹调贝类时多放葱、蒜，具有解毒抑菌等作用。

醋
可减少油盐的用量

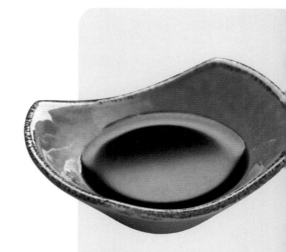

降血压原理

烹调中使用醋可以减少油和盐的用量，使食物不至于因为少放油和盐而没滋没味。醋本身对血压没有不良影响，也不会增加体重。所以高血压患者可以多做一些醋拌菜或酸甜、酸辣的菜。

三餐营养搭配

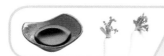

醋 + 萝卜
开胃，通便

醋 + 土豆
开胃，助消化

三餐健康吃法

做菜时，烹入些醋既可增加菜肴的风味，又可减少盐的用量，起到预防高血压的作用。

热量及主要营养素

（每100克含量）

热量	31 千卡
脂肪	0.3 克
蛋白质	2.1 克
糖类	4.9 克

推荐用量

每天宜吃 10~30 克

降血压关键词

醋酸

降血压推荐吃法

凉拌菜、佐食

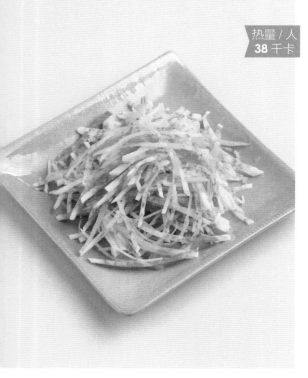

糖醋心里美萝卜 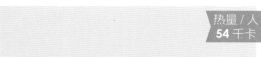早 晚

材料　心里美萝卜 500 克。

调料　醋 10 克，白糖、香油各 5 克。

做法

1 心里美萝卜洗净，去皮，切丝，放入盘内。

2 取小碗，加入白糖、醋、香油拌匀，制成调味汁，淋入盘中拌匀即可。

营养小贴士

在烹调菜肴时加少许醋，能使菜肴减少油腻感，增加香味，还能促进钙的吸收。

醋熘土豆丝 午

材料　土豆 200 克。

调料　葱段、花椒、干辣椒各适量，盐 1 克，醋 20 克。

做法

1 土豆洗净去皮，切细丝，放入凉水中浸泡 10 分钟，沥干水分。

2 锅内放油烧热，下花椒炸至表面开始变黑，捞出，放入干辣椒，随后立即将沥干水的土豆丝倒进去，翻几下，放醋、盐，待土豆丝熟时加入葱段拌匀即可。

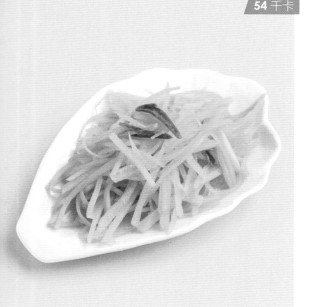

营养小贴士

做这道菜，不要放太多的油和盐，要尽量保持其清淡的口味和爽脆的特点。

热量/人 38 千卡

热量/人 54 千卡

选择零食有学问，减脂又控血压

很多人喜欢吃零食，可是每次吃完心里都会犯嘀咕：是不是添加剂太多? 会不会太油? 吃太多会不会变胖? ……在这里可以告诉大家，只要不影响正餐，可以根据自身状况，在总热量不超标的前提下合理选择健康的零食，适时、适度地吃。

首选"优选级"，控制"条件级"，拒绝"限制级"

并不是所有的零食都是不健康的，有些零食也富含营养。建议将零食分为三个级别，分别是优选级、条件级、限制级。这样分类可以在选择零食时趋利避害，有利于寻找美味和营养之间的平衡点。

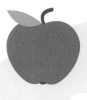

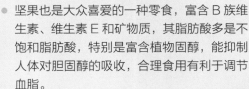

优选级零食

- 新鲜的中低糖水果、部分蔬菜、坚果、果干以及奶制品。
- 其中，中低糖水果包括苹果、草莓、柚子、梨等，蔬菜包括番茄、黄瓜等，这些食物含糖量少、热量低，且富含维生素和膳食纤维，是安全、健康的零食选择。
- 坚果也是大众喜爱的一种零食，富含 B 族维生素、维生素 E 和矿物质，其脂肪酸多是不饱和脂肪酸，特别是富含植物固醇，能抑制人体对胆固醇的吸收，合理食用有利于调节血脂。

但是再好的食物也不能无节制地食用，否则容易使人发胖，尤其是血脂、血压偏高的人群更不可以多吃。拿核桃来说，一般老年人每天食用核桃的数量不宜超过 3 个，年轻人不宜超过 5 个，否则会造成油脂摄入过量。对于坚果，每天食用量不宜超过 25 克。

条件级零食

- 主要有黑巧克力、海苔、全麦食品等。
- 黑巧克力不但反式脂肪酸含量少，还含有抗氧化成分，适量食用对心脑血管有益。需要注意的是，黑巧克力也含有油脂，超重、血脂较高的人最好少吃。
- 海苔含有胶质，但同时含有较多的糖、盐以及鲜味剂，建议不要过多食用，且尽量选择原味的低盐海苔，每天吃 4~5 片就可以了。

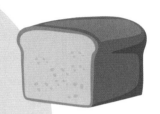

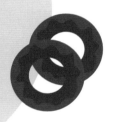

限制级零食

- 包括糖果、果脯、膨化食品、油炸食品、奶油食品、果冻、曲奇饼干等。
- 这些食品如果长期大量食用，不仅会造成身体肥胖，还可能导致血脂、血糖波动。限制级零食，每周最多吃一次，不吃更好。

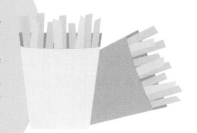

高血压并发症
一日三餐营养方案

高血压并发糖尿病

饮食清淡，定时定量，少食多餐

高血压患者饮食应该清淡少盐，避免油腻及辛辣刺激性食物。此外，患糖尿病以后，还需要根据个人的身高、体重等计算出每日所需的总热量并严格控制，每天热量摄入控制在 20~25 千卡 / 千克标准体重，以维持理想体重或标准体重。每天至少安排三餐，饮食要定时定量。对于餐后血糖较高的高血压患者，可在总热量不变的前提下安排 4~5 餐，这样可避免餐后血糖飙升。

早晨血压、血糖最难控，饮食多样为防控"加码"

一顿营养丰富的早餐应该包括主食（提供碳水化合物），动物性食物（提供蛋白质、矿物质），以及新鲜蔬果（提供维生素和膳食纤维）。早餐应避免食用高糖食物，以免增加胰岛负担。

下午四五点血糖有高峰，全谷杂粮有助控压控糖

高血压并发糖尿病患者应多以不易升高血糖的全谷杂粮为主食，注意粗细搭配，如在精白米面中加小米、黑米、高粱、豆类等，同时适当增加薯类，如红薯、山药等。需要注意的是，以薯类作主食时，要采取蒸、烤、煮的方式，而不宜煎、炸，以免摄入过多油脂。

水果选择低糖的，每天不多于 150 克

在血糖控制较好的前提下可适当吃水果，但应选糖分低的水果，比如木瓜、柚子、梨等，而且要控制量。对于血糖控制稳定的高血压患者，每天一般可以吃 100~150 克水果，最好在两餐之间吃。

带量三餐食谱推荐

一天食谱举例（总热量 1857 千卡）

全天用油量 25 克，即 225 千卡

早餐（604 千卡）

奶香燕麦馒头

381 千卡

面粉 50 克
原味燕麦片 20 克
牛奶 200 克

荷兰豆拌鸡丝

133 千卡

荷兰豆 50 克
鸡胸肉 100 克

紫菜鸡蛋汤

90 千卡

紫菜、
虾皮各 5 克
鸡蛋 1 个（约 50 克）

午餐（317 千卡）

高纤绿豆饭

279 千卡

糙米 50 克
绿豆、薏米各 10 克
豌豆、胡萝卜各 25 克

白灼芦笋

22 千卡

芦笋 100 克
红彩椒 10 克

白萝卜番茄汤

16 千卡

白萝卜、
番茄各 50 克

晚餐（587 千卡）

苦荞紫薯包

452 千卡

面粉 100 克
苦荞粉、紫薯各 20 克

时蔬炒魔芋

12 千卡

魔芋豆腐 100 克
紫甘蓝 20 克
柿子椒、红彩椒、黄彩
椒各 10 克

鱼丸丝瓜汤

123 千卡

净草鱼肉
100 克
丝瓜 50 克

加餐（47 千卡）

橙子

100 克

加餐（77 千卡）

无糖酸奶

100 克

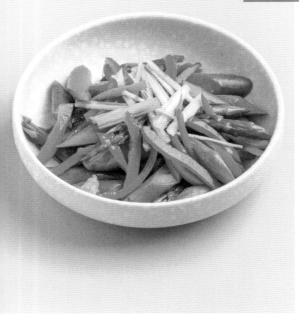

白灼芦笋

材料 芦笋 300 克，红彩椒 30 克。

调料 葱白丝 10 克，蒸鱼豉油 5 克。

做法

1 芦笋洗净，去老根，切段；红彩椒洗净，去蒂及子，切成细丝。

2 锅内加适量清水烧沸，放入芦笋段焯烫 1～2 分钟，捞出过凉。

3 芦笋段摆入盘中，淋上蒸鱼豉油，在上面撒上葱白丝和红彩椒丝，拌匀即可。

营养小贴士
这道菜含有丰富的 B 族维生素、维生素 C、膳食纤维，能帮助控糖减脂。

白萝卜番茄汤

材料 白萝卜、番茄各 150 克。

调料 盐 2 克，香油 3 克。

做法

1 白萝卜洗净，切丝；番茄洗净，去皮，切块。

2 锅置火上，倒油烧热，放番茄块炒匀，待炒出红汁时加入白萝卜丝翻炒片刻，倒入适量清水，大火烧开后转小火煮 5 分钟，加盐调味，淋入香油即可。

营养小贴士
白萝卜中段到尾段含有的淀粉酶和芥子油较丰富，削皮生吃是高血压并发糖尿病患者代替水果的上选。

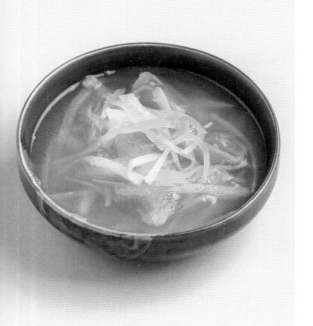

材料 魔芋豆腐 300 克，柿子椒、红彩椒、黄彩椒各 30 克，紫甘蓝 60 克。

调料 蒜片 10 克，盐 3 克。

做法 ......

1. 魔芋豆腐洗净，切长条，放沸水中焯烫，捞出沥干；柿子椒、红彩椒、黄彩椒和紫甘蓝分别洗净，切条。

2. 锅内倒油烧至七成热，放入蒜片炒至微黄，再放魔芋片翻炒均匀。

3. 加入所有蔬菜翻炒 2 分钟，加盐调味即可。

时蔬炒魔芋

晚

热量 / 人
12 千卡

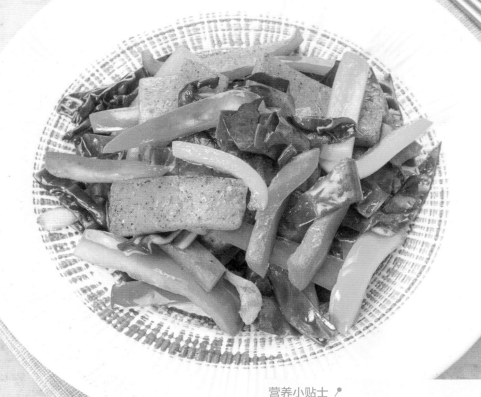

营养小贴士
魔芋经过加工，会流失一些矿物质、维生素，搭配富含矿物质和维生素的蔬菜一起食用，能提高营养价值。

高血压并发肥胖及血脂异常

食材选择要坚持"四低一高"

高血压并发血脂异常患者，在日常饮食的选材中应坚持"四低一高"，即低脂肪、低胆固醇、低糖、低盐、高膳食纤维。

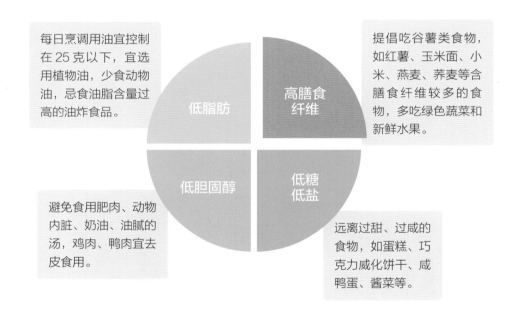

每日烹调用油宜控制在25克以下，宜选用植物油，少食动物油，忌食油脂含量过高的油炸食品。

低脂肪

高膳食纤维

提倡吃谷薯类食物，如红薯、玉米面、小米、燕麦、荞麦等含膳食纤维较多的食物，多吃绿色蔬菜和新鲜水果。

低胆固醇

低糖低盐

避免食用肥肉、动物内脏、奶油、油腻的汤，鸡肉、鸭肉宜去皮食用。

远离过甜、过咸的食物，如蛋糕、巧克力威化饼干、咸鸭蛋、酱菜等。

控制反式脂肪酸的摄入

日常饮食中，尽量选择不含反式脂肪酸的食品，当食品配料表中出现"氢化油""起酥油""植物黄油""酥皮油"等字眼时要尤其当心。烘烤食品如面包圈、丹麦卷，袋装零食如玉米片、土豆片，人造黄油及其制品、饼干、蛋糕中都可能含有较高反式脂肪酸。

植物油在长时间高温加热过程中（如煎、炸时），可能会产生少量反式脂肪酸，同时也会造成正常的脂肪氧化变成有害健康的物质，因此烹调时尽量避免反复煎炸。

带量三餐食谱推荐

一天食谱举例（总热量 1671 千卡）

全天用油量 25 克，即 225 千卡

早餐（459 千卡）

黑芝麻燕麦粥

196 千卡

原味燕麦片 30 克
黑芝麻粉 20 克
枸杞子 5 克

小窝头

175 千卡

玉米面 50 克

凉拌竹笋

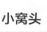

20 千卡

去皮竹笋 50 克
黄瓜、水发木耳各 20 克

炝西蓝花

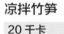

68 千卡

西蓝花 250 克

加餐（83 千卡）

脱脂牛奶

250 克

午餐（530 千卡）

葱香荞麦饼

276 千卡

荞麦粉 50 克
面粉 30 克

玉米胡萝卜排骨汤

191 千卡

排骨 50 克
玉米、胡萝卜各 30 克

洋葱炒苦瓜

31 千卡

洋葱、苦瓜各 50 克

木耳烧圆白菜

32 千卡

圆白菜 100 克
水发木耳 30 克

加餐（53 千卡）

苹果

100 克

晚餐（244 千卡）

紫菜包饭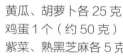

134 千卡

熟米饭 50 克
黄瓜、胡萝卜各 25 克
鸡蛋 1 个（约 50 克）
紫菜、熟黑芝麻各 5 克

韭菜炒绿豆芽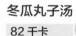

28 千卡

绿豆芽 100 克
韭菜 50 克

冬瓜丸子汤

82 千卡

猪瘦肉 50 克
冬瓜 100 克

加餐（77 千卡）

无糖酸奶

100 克

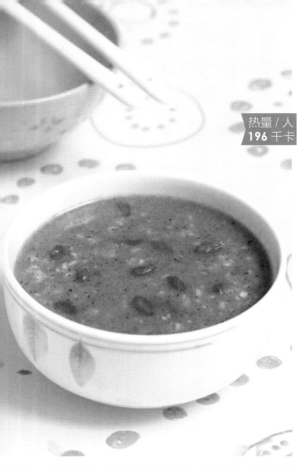

黑芝麻燕麦粥

材料　原味燕麦片 90 克，黑芝麻粉 60 克，枸杞子 15 克。

做法

1 黑芝麻粉放入碗中，加入适量沸水调匀成芝麻糊；枸杞子洗净。

2 黑芝麻糊中加入燕麦片、枸杞子，调匀即可。

营养小贴士
黑芝麻含有的亚油酸可降低血脂水平；芝麻素和芝麻酚具有降低血清胆固醇水平的作用。

洋葱炒苦瓜

材料　洋葱、苦瓜各 150 克。

调料　姜丝 5 克，盐 1 克。

做法

1 洋葱去外皮，洗净后切丝备用；苦瓜洗净，去子，切薄片。

2 炒锅中放入适量植物油，油热后放入姜丝爆香，放入苦瓜片、洋葱丝，翻炒将熟时放盐调味即可。

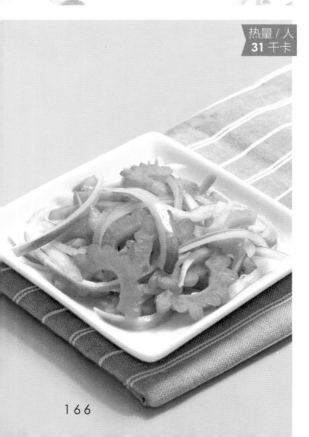

营养小贴士
洋葱含有的前列腺素 A 能扩张血管、降低血液黏度，有助于预防血栓形成和高血压。

材料 熟米饭 150 克，黄瓜、胡萝卜各 75 克，鸡蛋 3 个（约 150 克），紫菜、熟黑芝麻各 15 克。

调料 盐、香油各 2 克，醋 5 克，白糖 3 克。

做法

1 熟米饭加盐、熟黑芝麻和香油搅拌均匀；鸡蛋打散，煎成蛋皮，切条；黄瓜洗净，切条；胡萝卜洗净，去皮，切条，焯熟。

2 将醋、白糖、盐放锅中加水煮开，凉凉，即为寿司醋。

3 取一张紫菜铺好，放上米饭，用手铺平，放上蛋皮条、黄瓜条、胡萝卜条卷紧，切成 1.5 厘米长的段，食用时蘸寿司醋即可。

紫菜包饭

晚

热量/人
134 千卡

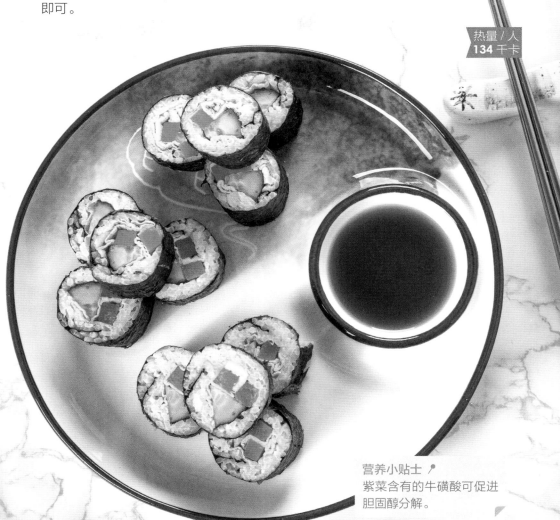

营养小贴士
紫菜含有的牛磺酸可促进胆固醇分解。

高血压并发痛风

亲近低嘌呤，适量中嘌呤，远离高嘌呤

低嘌呤食物可以每天食用，作为主餐、配菜都是健康的食材选择，如大米、玉米、白菜、鸡蛋、苹果、牛奶等，但要注意营养搭配。为了避免长期过度低嘌呤饮食导致营养缺乏，除了低嘌呤食物外，中嘌呤食物也要适当食用，但是不能经常占据食谱的主食、主菜。高嘌呤食物要远离，绝大多数海鲜和动物肉的嘌呤含量都较高。黄油类点心（蛋糕、曲奇饼干、泡芙等）也不建议经常食用。

首选凉拌菜和蒸煮菜

蔬菜含有较多的维生素 C 及多种抗氧化成分，煎炸等高温烹调方式会导致其营养成分被分解破坏。控制蔬菜嘌呤含量的最好烹调方式是凉拌。凉拌菜最重要的步骤是焯水，可以将大部分嘌呤溶解在水中。对一些根茎类蔬菜，也可以选择蒸、煮的方式烹调。炒制时，最好大火快炒，能更好地保存其营养。

合理选择粗粮

粗粮富含膳食纤维，而多数痛风患者伴有代谢综合征，适量食用膳食纤维可改善代谢综合征，进而改善痛风患者的整体代谢情况。有人认为，有血尿酸高和痛风的人是不能吃粗粮的，理由是粗粮所含嘌呤高于细粮，所以建议痛风患者的主食多选择细粮。但这是过时的观念。目前建议痛风患者多选用全谷类食物，而不是白米白面。谷类作为一种植物性食物，其中的嘌呤导致血尿酸增高的可能性很小，而全谷类或粗杂粮中的膳食纤维、维生素和矿物质，对痛风患者的健康有益，而且也有助于减少其热量摄入。

带量三餐食谱推荐

一天食谱举例（总热量 1866 千卡）

全天用油量 25 克，即 225 千卡

早餐（502 千卡）

蔬菜玉米饼

373 千卡

玉米面、
面粉各 50 克
韭菜、胡萝卜各 30 克

生拌紫甘蓝

33 千卡

紫甘蓝、
洋葱各 50 克

木瓜鲜奶露

96 千卡

木瓜、
牛奶各 100 克

午餐（337 千卡）

韭菜鸡蛋包子

258 千卡

面粉 50 克
鸡蛋 1 个（约 50 克）
韭菜 30 克

葱烧海参

18 千卡

水发海参 50 克
大葱 20 克

土豆白菜汤

61 千卡

土豆 50 克
大白菜叶 100 克

加餐（61 千卡）

猕猴桃

100 克

晚餐（587 千卡）

红薯玉米粥

218 千卡

红薯、玉米面
各 50 克

杂粮馒头

287 千卡

面粉 40 克
小米面 30 克
玉米面 10 克

清炒油菜

21 千卡

油菜 150 克

胡萝卜炒肉丝

61 千卡

胡萝卜
100 克
猪瘦肉 20 克

加餐（154 千卡）

无糖酸奶

200 克

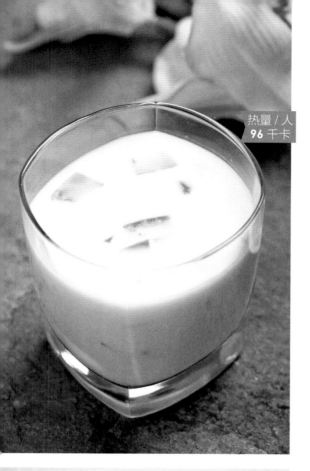

热量/人
96 千卡

木瓜鲜奶露 早

材料　木瓜、牛奶各 300 克。

调料　冰糖 2 克。

做法

1　木瓜洗净，去皮除子，切块。

2　锅中加适量清水、冰糖和木瓜块，中火煮沸。

3　盛入碗中，加入牛奶，搅拌均匀即可。

营养小贴士

牛奶属于优质蛋白质、低嘌呤食物，有助于降尿酸。其降尿酸作用可能与其中的钙、钾等营养成分有关。

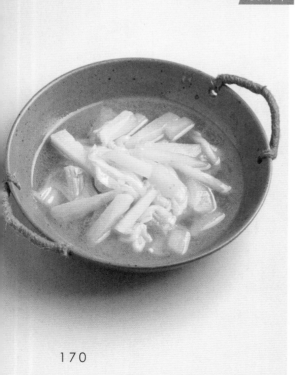

热量/人
61 千卡

土豆白菜汤 午

材料　大白菜叶 300 克，土豆 150 克。

调料　葱段少许，盐 2 克。

做法

1　土豆洗净，去皮，切条；大白菜叶洗净，撕成片。

2　锅中放油烧热，下入葱段煸炒片刻，放入土豆条炒几下，添加适量热水，大火烧开后加入大白菜叶，煮至软烂，加入盐调味即可。

营养小贴士

大白菜中含有多种维生素和矿物质，能够碱化尿液，同时能促进沉积于组织内的尿酸盐溶解，有助于尿酸代谢。

材料 胡萝卜 300 克，猪瘦肉 60 克。

调料 葱末、姜末、盐各 3 克。

做法

1 猪瘦肉洗净，切丝；胡萝卜洗净，去皮，切丝。

2 锅中油烧热，爆香葱末、姜末，倒肉丝、胡萝卜丝炒熟，加盐，翻炒均匀即可。

胡萝卜炒肉丝

晚

热量/人
61 千卡

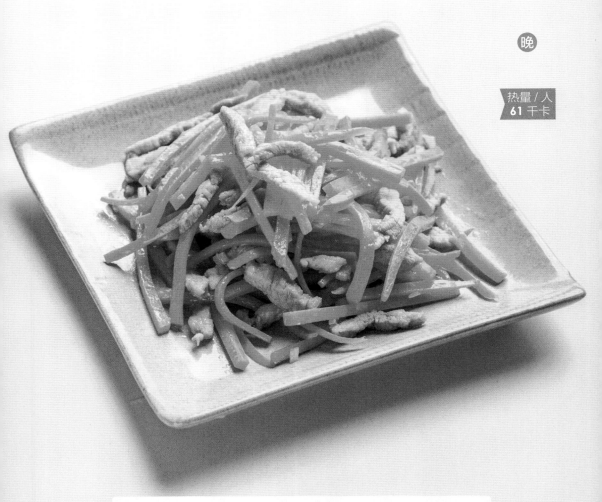

营养小贴士

胡萝卜含有膳食纤维，其在肠道中体积容易膨胀，是肠道中的"充盈物质"，可加强肠道的蠕动，有助于通便。

高血压并发肾功能不全

限制蛋白质的摄入量

高血压并发肾功能不全患者需限制蛋白质的摄入量，以减轻肾脏负担。可以按照每千克标准体重 0.8~0.6 克蛋白质来计算摄入量，大约每天 40~50 克。且应以动物性蛋白为主，如鱼肉、瘦肉、鸡蛋白、乳制品等都是不错的选择。

钙、铁的摄入要充足

肾功能不全者由于肾小球基膜通透性增加，除丢失白蛋白以外，还丢失与蛋白结合的某些元素及激素。如钙流失会导致骨质疏松，发生低钙血症，因此高血压并发肾功能不全患者应进食奶类及奶制品。

忌摄入过多的钾

肾功能不全时，肾小管的再吸收功能减弱，肾脏清除率减低，多吃含钾的食物易造成血钾蓄积，出现乏力、心律失常等不适感。因此要少吃钾含量高的食物，如黄豆、红豆、绿豆、黑豆及豆制品。另外，无盐酱油含钾高不宜食用。

专家答疑
门诊没空说的问题

问 高血压并发肾功能不全者可以吃低钠盐吗？

答 虽然低钠盐可以减少钠的摄入，但是因为低钠盐中往往含有较多的钾，因此肾功能不全者不宜选用低钠盐，可以通过少放盐、多用醋调味等方式来减少钠的摄入。

避免一次性大量喝水

当肾功能不全且排尿减少时，水分会潴留在体内，使心脏和血管的负荷增加，造成全身水肿、体重增加、咳嗽、呼吸急促，并发心力衰竭，也不利于高血压的控制。因此，水分摄入宜适量，避免大量喝水，以保证不渴为基本原则。

带量三餐食谱推荐

一天食谱举例（总热量 1680 千卡）

全天用油量 25 克，即 225 千卡

早餐（432 千卡）

发面饼
181 千卡
面粉 50 克

牛奶
198 千卡
牛奶 300 克

木耳烧圆白菜
26 千卡
水发木耳、
圆白菜各
50 克

拍黄瓜
27 千卡
黄瓜 100 克
熟黑芝麻 3 克

加餐（162 千卡）

开心果
20 克

午餐（395 千卡）

凉拌荞麦面
183 千卡
荞麦面 50 克
鸡胸肉、柿子椒、绿豆
芽各 10 克

芦笋炒肉
86 千卡
猪瘦肉、
芦笋各 50 克
水发木耳 20 克

玉米鸡蛋汤
126 千卡
鲜玉米粒
50 克
鸡蛋 1 个（约 50 克）

加餐（53 千卡）

苹果
100 克

晚餐（259 千卡）

白萝卜山药粥
188 千卡
大米 50 克
山药、白萝卜
各 20 克

冬瓜烩虾仁
29 千卡
冬瓜 100 克
虾仁 20 克

凉拌洋葱丝
42 千卡
洋葱 100 克
香菜 5 克

加餐（154 千卡）

无糖酸奶
200 克

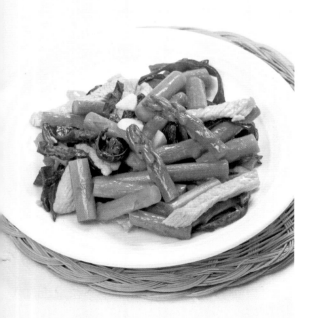

拍黄瓜

热量/人
27 千卡

材料　黄瓜 300 克，熟黑芝麻 9 克。

调料　盐 1 克，蒜末、醋、香菜末各适量，香油 2 克。

做法

1 黄瓜洗净，用刀拍至微碎，切块。

2 将黄瓜块放在盘中，加盐、蒜末、醋、香菜末和香油拌匀，撒上熟黑芝麻即可。

营养小贴士

凉拌时最好拍黄瓜，用刀背将黄瓜拍扁，不要拍得太碎，以免造成营养成分的流失。大蒜和醋都有助于减盐控血糖，凉拌时适量加一些，还有利于杀菌解毒。

芦笋炒肉

热量/人
86 千卡

材料　猪瘦肉 150 克，芦笋 150 克，水发木耳 60 克。

调料　盐 2 克，蒜片、胡椒粉各少许。

做法

1 水发木耳洗净，切丝；猪瘦肉洗净，切条；芦笋洗净，切段。

2 锅烧热，加入植物油，爆香蒜片，再放入猪肉条、芦笋段和木耳丝翻炒均匀，加入盐和胡椒粉调味即可。

营养小贴士

猪瘦肉有滋阴润燥、补肾养血、益气消肿等功效，与芦笋搭配可以补肾强体。

材料 虾仁60克，冬瓜300克。

调料 葱花、花椒粉各适量，盐、香油各2克。

做法

1 虾仁洗净；冬瓜去皮、去瓤，洗净，切块。

2 炒锅倒入油烧至七成热，下葱花、花椒粉炒出香味，放入冬瓜块、虾仁和适量水烩熟，调入盐、香油即可。

冬瓜烩虾仁

晚

热量/人
29 千卡

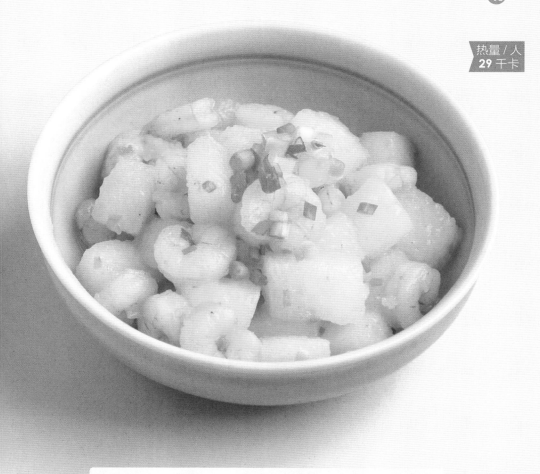

营养小贴士

冬瓜烩虾仁含丙醇二酸、优质蛋白质、钙等，能帮助糖尿病患者控体重、稳血糖。

高血压并发脑卒中及冠心病

限制脂肪和胆固醇的摄入

猪油、牛油、奶油等动物脂肪和蛋黄、鱼子、动物内脏、肥肉等胆固醇含量较高的食物，高血压患者要限量摄入，因为这些食物中所含饱和脂肪酸可使血中胆固醇浓度明显升高，加速动脉粥样硬化，进而导致脑卒中。

适当吃点大豆制品

大豆及大豆制品是优质蛋白质和卵磷脂的良好来源，有助于降低血液中的胆固醇，并调节血脂；大豆中的低聚糖可促进肠道内有益菌的繁殖，有利于胃肠的健康。所以，在日常饮食中适当添加一些大豆，对于高血压患者是有好处的。

需要提醒的一点是，大豆的蛋白质含量为 35% 左右，整粒熟大豆的蛋白质消化率仅为 65.3%，但加工成豆浆可达 84.9%，加工成豆腐可提高到 92%～96%。所以，在日常生活中，不仅要适当吃整粒的大豆，还要适量食用一些大豆制品。

因此，建议高血压患者三餐中适当多吃一些大豆及大豆制品，并注意减少动物性食物的摄入，这样做不仅可以获得优质蛋白质，还可避免摄入过多的脂肪与胆固醇，从而降低患高血压的风险。

多吃富含维生素 C 的蔬果

新鲜蔬果富含钾和多种维生素，能增强血管弹性，降低发生脑卒中的危险性。尤其要常吃些番茄、洋葱等富含类黄酮、番茄红素的食物，对预防血管狭窄和栓塞有良好作用。

带量三餐食谱推荐

一天食谱举例（总热量 1670 千卡）
全天用油量 25 克，即 225 千卡

早餐（496 千卡）

黑豆紫米粥
253 千卡
紫米 50 克
黑豆 20 克

蒸茄子
23 千卡
茄子 100 克

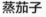

木耳蒸蛋
88 千卡
水发木耳 20 克
鸡蛋 1 个（约 50 克）
枸杞子 5 克

牛奶
132 千卡
牛奶 200 克

加餐（53 千卡）

苹果
100 克

午餐（316 千卡）

南瓜糙米饭
184 千卡
大米 30 克
糙米、南瓜、菠菜各 20 克

金针菇拌鸡丝
75 千卡
金针菇、鸡胸肉各 50 克

牡蛎豆腐汤
57 千卡
豆腐 50 克
牡蛎肉 20 克

加餐（154 千卡）

无糖酸奶
200 克

晚餐（364 千卡）

杂粮馒头
287 千卡
面粉 40 克
小米面 30 克
玉米面 10 克

番茄炒虾仁
33 千卡
番茄 100 克
虾仁 30 克

洋葱炒土豆片
44 千卡
洋葱 50 克
土豆 30 克

加餐（62 千卡）

豆浆
200 克

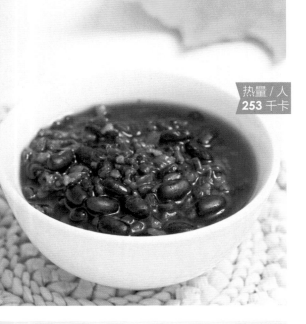

热量/人 253 千卡

黑豆紫米粥

早

材料 紫米 150 克，黑豆 60 克。

调料 白糖 5 克。

做法

1 黑豆、紫米洗净，浸泡 4 小时。

2 锅置火上，加适量清水，大火烧开，加紫米、黑豆煮沸，转小火煮至粥熟，撒白糖拌匀即可。

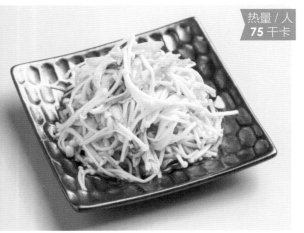

热量/人 75 千卡

金针菇拌鸡丝

午

材料 金针菇、鸡胸肉各 150 克。

调料 蒜末 3 克，香油、酱油各 2 克，醋 4 克，盐 1 克。

做法

1 鸡胸肉洗净，入水中焯烫至熟，捞出过凉，撕成丝；金针菇洗净，入沸水中焯熟，捞出过凉，沥干水分。

2 鸡丝、金针菇丝放入容器内，加入蒜末、酱油、香油、盐、醋拌匀即可。

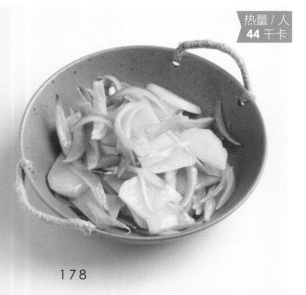

热量/人 44 千卡

洋葱炒土豆片

材料 洋葱 150 克，土豆 90 克。

调料 姜丝、盐各 2 克。

做法

1 洋葱剥去皮，洗净，切丝；土豆洗净，去皮，切片。

2 炒锅置火上，倒入适量植物油，待油烧至七成热，放入姜丝炒出香味。

3 倒入土豆片翻炒均匀，加适量水烧熟，放入洋葱丝炒熟，用盐调味即可。

PART

5

高血压特殊人群
一日三餐营养方案

老年高血压

消化能力降低，每餐七成饱、食物不宜硬

老年人的消化功能不比年轻人，饮食过饱或食物太硬易引起消化不良。同时，吃得过饱会影响心肺的正常功能和活动。另外，消化食物需要大量的血液集中到消化道，心、脑供血相对减少，易引发脑卒中。所以老年人应该少食多餐，避免暴饮暴食。

老年人味觉功能下降，更要警惕隐形盐

随着年龄的增长，老年人的味觉功能渐渐下降，对食物味道的敏感性也下降了，容易在不知不觉中放盐过多。

因此，建议老年人要多加警惕，防止在不经意的情况下摄入太多盐，尤其是隐形盐，如酱油、味精、鸡精、蚝油、豆瓣酱、辣酱、韭菜花、腐乳等高钠调料，以及面包、饼干、蛋糕、点心、冰激凌、奶酪等甜味食品中的隐形盐。

此外，不仅老年人，所有高血压患者都要警惕隐形盐！

老人易缺钙，适当补钙降压更有利

老年人胃酸分泌减少，消化功能减弱，易造成钙的吸收、储备和利用能力减退。若患有其他疾病或服用药物也可能影响钙的吸收和代谢。另外，老年人的皮肤经紫外线合成维生素 D 的能力也逐渐降低，使得老年人更易缺钙。

适当补钙不仅有助于强健骨骼，对软组织也有益，还可以保持血压稳定。若老年人的血钠过高、血钙又过低时，其血压就会明显上升。因此，摄入含钙较多的食物有助于维持血压稳定。

带量三餐食谱推荐

一天食谱举例（总热量 1750 千卡）

全天用油量 25 克，即 225 千卡

早餐（259 千卡）

银耳木瓜糙米粥

135 千卡

木瓜 50 克
糙米 20 克
大米、水发银耳各 10 克
枸杞子 5 克

蒜香海带

27 千卡

海带 20 克
大蒜 5 克
黑芝麻 3 克

苦瓜胡萝卜煎蛋

97 千卡

胡萝卜、
苦瓜各 50 克
鸡蛋 1 个（约 50 克）

午餐（422 千卡）

香菇菜包

195 千卡

面粉、
青菜各 50 克
香菇 25 克

柿子椒炒土豆片

103 千卡

柿子椒、
土豆各
100 克

莼菜鱼片汤

124 千卡

草鱼 100 克
莼菜 50 克

晚餐（616 千卡）

黑米饭

258 千卡

大米 50 克
黑米 25 克

花生核桃豆奶

293 千卡

牛奶 200 克
核桃仁、黄豆、
花生米各 10 克

姜汁豇豆

16 千卡

豇豆 50 克

松仁香菇

49 千卡

鲜香菇 50 克
松仁 5 克

加餐（42 千卡）

柚子

100 克

加餐（154 千卡）

无糖酸奶

200 克

加餐（32 千卡）

草莓

100 克

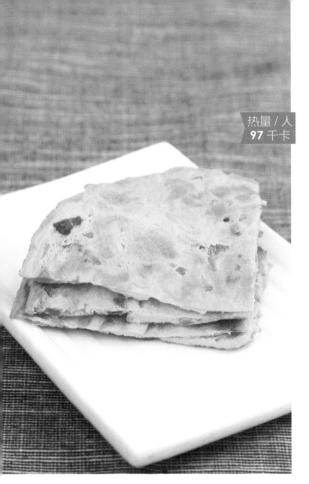

热量/人
97 千卡

苦瓜胡萝卜煎蛋 早

材料 胡萝卜、苦瓜各 150 克，鸡蛋
3 个（约 150 克）。

调料 盐 2 克，葱花 5 克。

做法

1 苦瓜对半剖开，去瓤，洗净，切小
丁；胡萝卜洗净，切小丁；鸡蛋打
散，放入苦瓜丁、胡萝卜丁、葱花、
盐拌匀。

2 锅中放少许油，转动锅，使油平铺锅
面，倒入蛋液，转动平底锅，使蛋液
均匀铺开；小火加热，表面凝固后翻
面，再煎 1 分钟即可。

营养小贴士
胡萝卜中含有的 β–胡萝卜素，可以保
护胰岛细胞免受自由基的侵害，还能保
护心血管。

热量/人
103 千卡

柿子椒炒土豆片 午

材料 柿子椒、土豆各 300 克。

调料 盐、酱油各适量。

做法

1 所有食材洗净，土豆去皮，切片；柿
子椒去子，切片备用。

2 锅烧热，放少许油，放入土豆片翻炒
2 分钟，倒一些清水焖 1 分钟。

3 放入柿子椒片翻炒，放盐、酱油调味
即可。

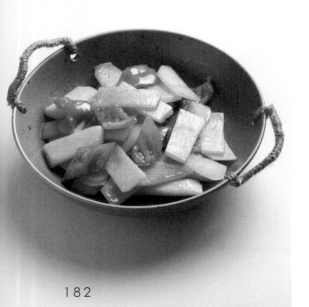

营养小贴士
土豆切好后别泡水，可避免维生素 C、
钾、镁等营养大量流失。

材料 牛奶 600 克，黄豆、花生米、核桃仁各 30 克。

做法

1 黄豆用清水浸泡 8~12 小时，洗净；花生米去杂质，洗净；核桃仁洗净。

2 花生米、核桃仁和浸泡好的黄豆一同倒入全自动豆浆机中，加水至上下水位线之间，按下"豆浆"键，煮至豆浆机提示豆浆做好。待豆浆凉至温热，倒入牛奶，搅拌均匀即可。

营养小贴士

牛奶含优质蛋白质和钙，核桃含有维生素 E、锌，二者一起食用对老年高血压患者有益。

花生核桃豆奶

晚

热量/人
293 千卡

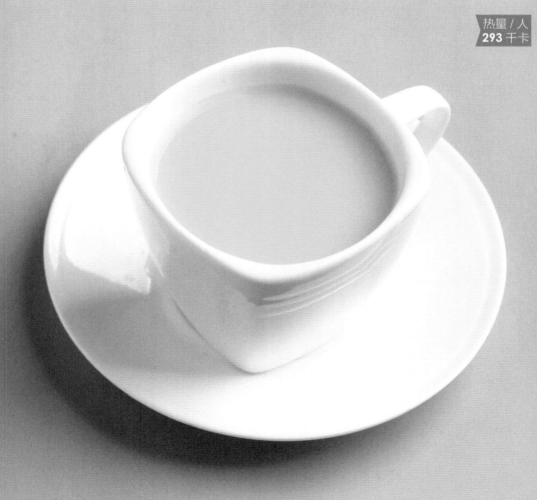

妊娠期高血压

控制热量的摄入，避免孕期体重增加过快

孕妇一定要控制食物的摄入量，不能过量进食，特别是高糖、高脂肪食物，如果孕期不加限制，会使胎儿生长过大，给以后的分娩带来一定困难。热量摄入过多还易导致孕妇体重增加过快，肥胖是导致妊娠高血压的重要因素，饮食调整可帮助孕妈妈预防体重增长过快。孕早期无须特别增加热量，孕中、晚期可在未孕状态 1800 千卡热量的基础上每天分别增加 300 千卡、450 千卡即可。

不同体形孕期建议体重增加值

怀孕前 BMI 指数	体形	总增重范围	体重管理要求
<18.5	消瘦	11.0~16.0 千克	适当增加营养，防止营养不良
18.5~23.9	正常	8.0~14.0 千克	正常饮食，适度运动
24.0~27.9	超重	7.0~11.0 千克	注意控制体重，防止体重增加过多
≥28.0	肥胖	5.0~9.0 千克	严格控制体重

注：数据参考 2021 年中国营养学会发布的《中国妇女妊娠期体重监测与评价》。

适当增加优质蛋白质的摄入

患妊娠高血压的孕妇，尤其是重度患者，由于尿中丢失蛋白过多，常伴有低蛋白血症。因此，应及时摄入优质蛋白质，以保证胎儿的正常发育。每日适宜补充的蛋白质量可参考体重，如体重 60 千克者，每天宜摄入 60 克蛋白质。需要注意的是，如果患有高血压并发肾功能不全，则应限制蛋白质的摄入。

专家答疑
门诊没空说的问题

问 钙、铁可以同时补吗？

答 孕妈妈在吃富含铁的食物或服用铁剂时，不要同时服用钙剂或者含钙的抗酸剂。这是因为钙会影响身体对铁的吸收。在服用铁剂时也不要喝牛奶，否则牛奶中的钙、磷会阻止铁吸收。

带量三餐食谱推荐

一天食谱举例（总热量 1709 千卡）

全天用油量 25 克，即 225 千卡

早餐（372 千卡）

豆浆燕麦粥
`114 千卡`
黄豆 20 克
燕麦 30 克

五香酱牛肉
`63 千卡`
五香酱牛肉
50 克

鸡蛋水果沙拉
`195 千卡`
猕猴桃、
芒果各 50 克
无糖酸奶 100 克
鸡蛋 1 个（约 50 克）

午餐（378 千卡）

桑葚枸杞饭
`301 千卡`
大米 80 克
桑葚 20 克
枸杞子 5 克

虾皮炒小白菜
`24 千卡`
小白菜
150 克
虾皮 2 克
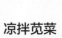

凉拌苋菜
`53 千卡`
苋菜 150 克

晚餐（460 千卡）

鸡胸肉三明治
`214 千卡`
鸡胸肉
30 克
全麦面包、番茄、生菜、
无糖酸奶各 50 克
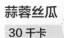

蒜蓉丝瓜
`30 千卡`
丝瓜 150 克

鱼头豆腐汤
`216 千卡`
鱼头 150 克
嫩豆腐 50 克

`加餐（56 千卡）`

腰果
10 克

`加餐（132 千卡）`

牛奶
200 克

`加餐（86 千卡）`

蒸红薯
100 克

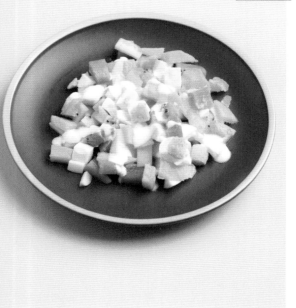

鸡蛋水果沙拉

热量/人 195 千卡

材料 猕猴桃、芒果各150克，无糖酸奶300克，鸡蛋3个（约150克）。

做法

1. 鸡蛋煮熟，去壳，切小块；猕猴桃去皮，切丁；芒果洗净，去皮除核，切丁。
2. 取盘，放入鸡蛋丁、猕猴桃丁、芒果丁，淋入无糖酸奶拌匀即可。

营养小贴士

芒果和猕猴桃都富含维生素C、钾、膳食纤维等，有助于抗氧化、控血压，和鸡蛋、酸奶搭配营养更丰富，适合孕妇经常食用。

虾皮炒小白菜

热量/人 24 千卡

材料 虾皮6克，小白菜450克。
调料 葱花3克，盐2克，生抽1克。
做法

1. 小白菜去根，洗净，在开水中焯烫一下，捞出；焯好的小白菜切成段；虾皮用清水浸泡5分钟后洗干净。
2. 锅中放油烧热，放入葱花爆香，再放入小白菜翻炒。
3. 放入盐、生抽、虾皮翻炒5分钟，即可出锅。

营养小贴士

这道食谱有很好的补钾、补钙功效。

材料　鱼头 450 克，嫩豆腐 150 克。

调料　盐、葱段、姜片、料酒、胡椒粉各适量。

做法 ....

1　鱼头洗净，从中间切开，用纸巾蘸干鱼头表面的水；嫩豆腐洗净，切大块。

2　锅中倒入植物油，待油七成热时放入鱼头，煎至两面金黄，盛出。

3　锅留底油，放入葱段、姜片爆香，放入鱼头，加入料酒，倒入适量沸水没过鱼头，大火煮开后转中火煮 15 分钟，放入豆腐块，调入盐和胡椒粉，继续煮 5 分钟即可。

鱼头豆腐汤

晚

热量 / 人
216 千卡

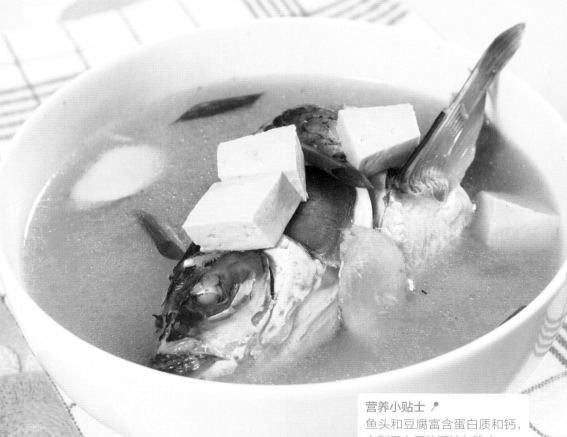

营养小贴士
鱼头和豆腐富含蛋白质和钙，有利于血压的调控与稳定。

儿童高血压

饮食原则："三高三低"

儿童高血压患者除需补充优质蛋白质和维生素外，还宜遵循"三高三低"的饮食原则，即高维生素、高膳食纤维、高钙，低盐、低脂、低糖。具体来说，就是在日常饮食中多吃新鲜蔬果以及豆制品、鱼肉、牛奶等富含钙的食物；口味宜清淡少盐，每日摄盐量应严格控制，少吃油腻、辛辣、过咸、过甜的食物。

少吃一口饿不着，别过量饮食

肥胖，是高血压的诱因之一。临床发现，凡是体重超过正常值 20% 的，尤其是体重增长超过身高增长速度的孩子，是高血压青睐的人群之一。这一点应该引起家长们的重视，谨防饮食越来越好、肥胖越来越多。

孩子正处于长身体的阶段，需要多吃一些食物，有些家长总是担心孩子吃不好、吃得少，想方设法让孩子多吃点。但事实上，对于现在的孩子来说，营养过剩的问题要远远重于营养不足的问题。因此家长更应担心的不是孩子吃不饱、吃不好，而应注意别让孩子过量饮食。

尽量避免含糖饮料

碳酸饮料和各类果汁是孩子们喜欢的饮料，其中糖分含量都非常高，饮用后可从中获得不少热量，进而影响正餐进食，长此以往不仅易造成孩子蛋白质、某些维生素、矿物质摄入不足，而且也是造成儿童肥胖、儿童高血压等病症的一大诱因。

对于家长来说，应坚决拒绝碳酸饮料和果汁上餐桌。若孩子特别想喝时，最好不购买成品，可自制少量果汁和蔬菜汁，使孩子获得丰富的维生素和矿物质。

带量三餐食谱推荐

一天食谱举例（总热量 1505 千卡）

全天用油量 20 克，即 180 千卡

早餐（645 千卡）

奶香山药松饼

314 千卡

牛奶、面粉
各 50 克
鸡蛋 1 个（约 50 克）
山药 30 克

秋葵炒鸡丁

77 千卡

秋葵、鸡胸肉
各 50 克
红彩椒 20 克

核桃杏仁奶露

254 千卡

牛奶 200 克
杏仁、核桃仁
各 10 克

午餐（307 千卡）

米饭

173 千卡

大米 50 克

蒜蓉蒸虾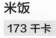

93 千卡

虾 100 克

清炒扁豆丝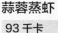

41 千卡

扁豆 100 克

加餐（53 千卡）

苹果

100 克

晚餐（320 千卡）

萝卜蒸糕

199 千卡

大米粉、
胡萝卜、
白萝卜各 50 克

杏鲍菇炒肉片

99 千卡

杏鲍菇、
猪瘦肉各 50 克
黄彩椒、红彩椒各 20 克

上汤娃娃菜

22 千卡

娃娃菜 50 克
草菇 10 克
枸杞子 5 克

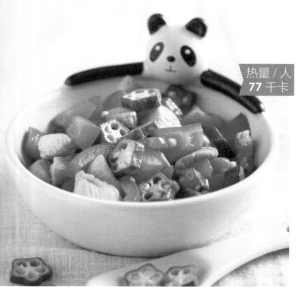

热量/人 77 千卡

秋葵炒鸡丁 早

材料 秋葵、鸡胸肉各 150 克，红彩
椒 60 克。

调料 盐、生抽各 1 克。

做法

1 秋葵洗净，切小段；鸡胸肉洗净，切
丁；红彩椒洗净，去蒂及子，切小块。

2 锅内倒油烧热，放入鸡丁翻炒至变
色，放入秋葵段、红彩椒块炒至断
生，淋上生抽，加盐调味即可。

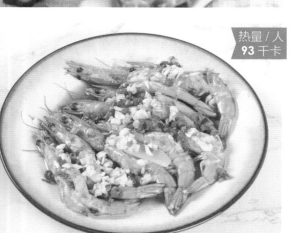

热量/人 93 千卡

蒜蓉蒸虾 午

材料 虾 300 克。

调料 葱花、蒜末、姜片各 5 克，料
酒、蒸鱼豉油各 2 克。

做法

1 虾去须脚，开背去虾线，洗净，加料
酒、姜片腌渍 10 分钟。

2 蒸锅水沸后，放入虾，蒸 5 分钟。

3 锅内倒油烧热，放入蒸鱼豉油、蒜末
炒香，浇在虾上，撒上葱花即可。

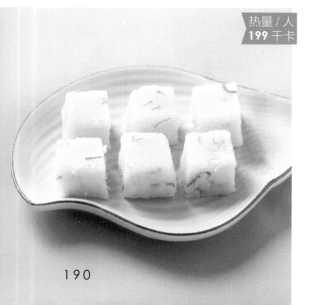

热量/人 199 千卡

萝卜蒸糕 晚

材料 大米粉、胡萝卜、白萝卜各
150 克。

调料 盐 2 克。

做法

1 白萝卜、胡萝卜洗净，切丝，加盐腌
5 分钟，挤干；大米粉加水调成米糊。

2 锅内倒油烧热，倒入胡萝卜丝、白萝
卜丝翻炒，倒入大米糊搅拌均匀。

3 取蒸碗，倒入萝卜米糊，蒸 30 分
钟，取出凉凉，切块即可。

简单有效的降压茶饮方

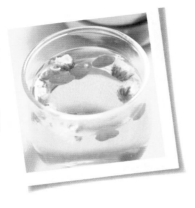

平肝明目

菊花枸杞茶

材料　菊花6朵，枸杞子8粒。
调料　冰糖少许。
做法

1 菊花、枸杞子放入杯中，用沸水冲泡，闷5分钟。
2 调入冰糖，待温热后即可饮用。

用法　每周3~5次，代茶饮用。

山楂荷叶茶

材料　山楂、荷叶各10克。
调料　冰糖适量。
做法

1 所有材料一起放入砂锅中，加入适量清水，中火煎30分钟。
2 煎汁中加入冰糖调味即可。

用法　每周3~5次，代茶饮用。

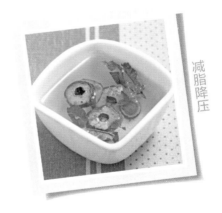

减脂降压

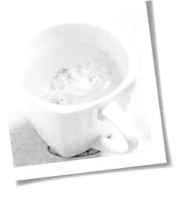

明目，降压

桑叶菊花茶

材料　干桑叶、菊花各5克。
做法

1 上述材料装入茶包内，用沸水冲泡。
2 闷1分钟后倒掉水，再次冲泡，闷10分钟即可。

用法　每周2~3次，代茶饮用。

天麻钩藤茶

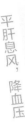
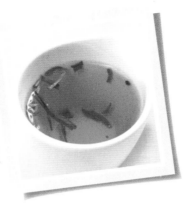

平肝息风，降血压

材料 天麻5克，钩藤6克，绿茶3克。

做法

1 天麻、钩藤洗净，加水适量煎煮2次，去渣。

2 用上述汁液冲泡绿茶、盖严浸泡5~10分钟即可。

用法 每周2~3次，代茶饮用。

玫瑰茄玫瑰花茶

材料 玫瑰茄干品3朵，玫瑰花干品5朵。

调料 蜂蜜2克。

做法

1 玫瑰茄用清水冲洗一下，与玫瑰花一起放入杯中，倒入85℃的水，盖盖闷泡约8分钟。

2 待茶水温热后调入蜂蜜即可。

用法 每周2~3次，代茶饮用。

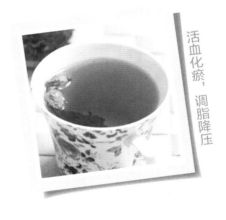

活血化瘀，调脂降压

杞菊决明子茶

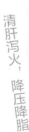
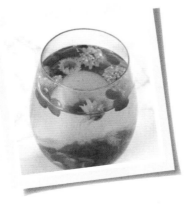

清肝泻火，降压降脂

材料 枸杞子10克，菊花3朵，决明子15克。

调料 蜂蜜适量。

做法

1 枸杞子、菊花、决明子洗净备用。

2 放入杯中，用沸水中泡，加盖闷8分钟，待茶水温热后调入蜂蜜即可。

用法 每周2~3次，代茶饮用。